CONTRIBUTION A L'ÉTUDE

DES

PARALYSIES ET DES AMYOTROPHIES

DANS LA CHORÉE DE SYDENHAM

PAR

LE DOCTEUR GUSTAVE PÉRISSON

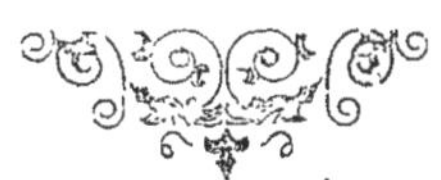

BORDEAUX

IMPRIMERIE Vve CADORET

17 — RUE MONTMÉJAN — 17

—

1891

CONTRIBUTION A L'ÉTUDE

DES

PARALYSIES ET DES AMYOTROPHIES

DANS LA CHORÉE DE SYDENHAM

PAR

LE DOCTEUR GUSTAVE PÉRISSON

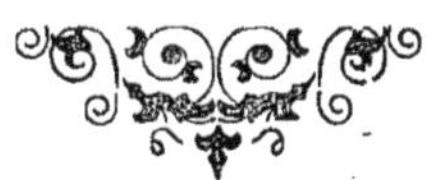

BORDEAUX

IMPRIMERIE Vve CADORET

17 — RUE MONTMÉJAN — 17

1891

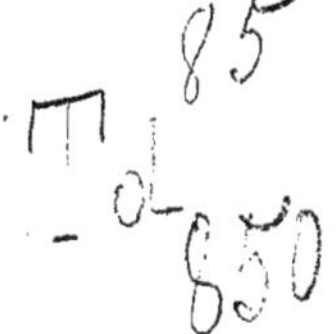

A LA MÉMOIRE DE MON PÈRE

A MA MÈRE

A MON GRAND-PÈRE ET TUTEUR

A mon Président de Thèse

MONSIEUR LE DOCTEUR VERGELY

Professeur de Pathologie et Thérapeutique générales à la Faculté de Médecine de Bordeaux.
Chevalier de la Légion d'honneur, Officier de l'Instruction publique

AVANT-PROPOS

Nous caressions depuis longtemps le désir de rendre à notre maître, M. le professeur Vergely, un témoignage qui ne fût pas banal.

Comme l'esprit au siècle dernier, la science est aujourd'hui dans l'air, si bien qu'on ne peut dire qu'il soit encore des foyers où elle brille d'un éclat plus vif, puisque les journaux et les livres en diffusent partout la lumière.

Aussi, ne remercierions-nous pas M. le professeur Vergely selon notre cœur, si nous n'accusions envers lui que des dettes de savoir : celles-ci sont nombreuses, mais pourtant ce sont les moindres.

Tous ses élèves diront avec moi que la direction de M. le professeur Vergely est aussi une discipline de la volonté et un apprentissage de la vie du médecin, discipline et apprentissage tempérés par une bienveillance exquise et un attachement très rare. De cela surtout nous remercions notre savant maître, notre excellent maître. Bien des jours passeront avant que s'effacent de notre souvenir ces matinées où nous aimions à l'écouter comme il aimait à nous parler !

Et puisque nous en sommes aux dettes du cœur, M. le professeur agrégé Arnozan sait bien que nous en avons contracté envers lui, qu'il ne convient pas de dire ici.

La Faculté de Bordeaux a droit à la reconnaissance de ses docteurs. Lequel d'entre-nous ne bénéficiera pas des cliniques pratiques du professeur Picot, fines et savantes de notre distingué doyen ? Je ne parle que des médecins, pouvant mieux apprécier ceux-ci.

Je n'oublie pas que je me suis instruit sans fatigue à des leçons de diagnostic professées par un agrégé très savant, M. Artigalas, à de très intéressantes leçons de microbiologie de M. le professeur agrégé Dubreuilh.

Il serait injuste de cacher que l'idée de notre thèse nous a été inspirée par la lecture des publications de M. le professeur agrégé Rondot, que nous remercions de ses quelques conseils et de sa bienveillance à notre égard.

CONTRIBUTION A L'ÉTUDE

DES

PARALYSIES ET DES AMYOTROPHIES

DANS LA CHORÉE DE SYDENHAM

INTRODUCTION

L'appareil symptomatique de la chorée de Sydenham est dominé par l'incoordination motrice, qui se témoigne au repos aussi bien qu'à l'occasion des mouvements volontaires. Mais, en dehors de ce phénomène capital, prédominant de « folie musculaire », il n'est pas rare de rencontrer des parésies plus ou moins accentuées. Il est surtout fréquent de trouver, dans les membres choréiques, un affaiblissement musculaire qu'il faut d'ailleurs rechercher pour le reconnaître.

Que ces phénomènes parétiques s'accentuent et nous serons en présence de véritables paralysies avec toutes leurs conséquences.

Disons pourtant que ces cas sont extrêmement rares, que leur connaissance ne date que de quelques années. Le seul travail d'ensemble paru sur cette question est la thèse de Gustave Ollive.

Depuis 1884, l'étude de ces paralysies a fait l'objet de plusieurs travaux importants parmi lesquels il convient de citer en première ligne ceux de M. Rondot.

Nous avons repris cette question en la remaniant, et, quelque valeur qu'ait notre œuvre, nous ne voulons être ni plus indulgent ni plus sévère pour nous-même que ne le seront sans doute nos maîtres, mais nous avons le droit de considérer notre thèse inaugurale comme une mise au point d'un sujet encore nouveau.

I

Historique.

Presque tous les auteurs sont d'accord pour reconnaître que c'est Todd (1) qui, le premier, attira l'attention des médecins sur la paralysie choréique.

Dans un chapitre intitulé : *Hémiplégie choréique,* il s'explique en ces termes :

« Je vous dirai maintenant quelques mots de l'hémiplégie » qui est associée à la chorée. Dans une grande partie des cas » de chorée, ainsi que je vous l'ai souvent fait remarquer, les » mouvements choréiques sont plus marqués d'un côté que de » l'autre, et, quelquefois même, ils sont limités à un seul côté: » l'enfant est affecté d'hémiplégie. Quand, dans un pareil cas, » les mouvements choréiques cessent, les malades restent » paralysés des membres qui étaient, avant, le siège des mou- » vements choréiques. »

Cette description bien incomplète serait la première d'après Willks. Todd cite ensuite, à l'appui de son dire, trois observations que nous trouvons relatées dans la thèse d'Ollive.

Quoi qu'il en soit, nous croyons que le premier auteur qui ait parlé de ces paralysies est Bouteille (2).

Dans son *Traité de la chorée,* il dit : « Le côté lésé offre des » chairs molles, flasques, où le ressort des fibres paraît dans

---

(1) *Clinical lectures on paralysis,* by Robert Bentley Todd. London, 1856.

(2) Bouteille : *Traité de la chorée.* Paris, 1810.

» un relâchement complet ». Voilà bien la description d'un membre atteint de paralysie choréique flasque.

Dans ses leçons sur la chorée, Trousseau s'exprime ainsi : « Il est un autre phénomène également propre à cette espèce de chorée : c'est la paralysie; c'est un accident qui ne manque à peu près jamais. Cette paralysie occupe les membres les plus affectés de mouvements choréiques; ainsi, le bras le plus agité de convulsions est aussi celui dans lequel la force musculaire est le plus diminuée. L'enfant se plaint souvent que ce bras est plus lourd que l'autre. La jambe la plus malade est aussi celle qui supporte moins bien le poids du corps et que l'enfant traîne le plus en marchant. Cette coïncidence d'une agitation convulsive plus grande et d'une diminution de la force musculaire est d'autant plus inexplicable, que la paralysie est aussi mobile que l'affection choréique à laquelle elle se lie. Ainsi, lorsque la chorée a primitivement frappé plus spécialement un côté du corps, et que, de ce côté aussi, la paralysie a été le plus prononcée, si les accidents convulsifs deviennent prédominants de l'autre côté, cet autre côté à son tour sera le plus paralysé.

Cette paralysie qui disparaît d'ailleurs presque toujours et se guérit en même temps que cesse et se guérit l'agitation convulsive peut, en quelques cas, persister après la guérison de la chorée, être compliquée de l'atrophie des muscles qui ont été les plus atteints et constituer une infirmité plus ou moins durable. Dans quelques cas, plus rares encore, des accidents paralytiques, je ne parle pas seulement d'un affaiblissement de la force musculaire, *mais de véritables paralysies*, précèdent les manifestations des phénomènes convulsifs ».

Niemeyer, Grisolle, Jaccoud, dans leurs traités, sont muets sur la paralysie choréique.

Huchard, dans sa collaboration au livre d'Axenfeld, la mentionne en ces termes :

« Au désordre des mouvements choréiques s'ajoute presque toujours un affaiblissement de la motilité dans le bras et la jambe d'un côté du corps, une sorte d'hémiplégie incomplète, comme il existe également une prédominance des mouvements anormaux dans un côté du corps, sorte d'hémichorée incomplète dans laquelle les mouvements ne sont pas exactement limités à un côté, comme pour l'hémichorée pré ou post-hémiplégique. Dans la grande majorité des cas, c'est le côté gauche qui est le siège de cette demi-paralysie ; d'autres fois, celle-ci occupe le bras d'un côté et la jambe du côté opposé.

» Il arrive quelquefois que l'affaiblissement musculaire est hors de proportion et contraste singulièrement avec l'intensité des convulsions choréiques. West a donné à ces chorées le nom de *limp chorea*, de *chorée molle* ».

Ch. West rapporte en effet, sous ce nom, l'observation d'une chorée paralytique.

Cadet de Gassicourt signale ces paralysies dans ses cliniques.

En 1880, au congrès de l'Association médicale britannique, le Dr Gowers retrace le tableau, fait le diagnostic et le pronostic de ces complications peu connues de la chorée et en donne cinq observations nouvelles.

En France, la thèse du Dr Ollive constitue la première revue d'ensemble sur ce sujet : vingt-quatre observations, dont plusieurs sont malheureusement écourtées, servent de base à une description clinique forcément incomplète. Depuis ce travail, qui a fait époque sur la question, ont paru successivement des contributions importantes à cette étude qui n'est pas cependant devenue classique et de notion courante.

Les traités récents de Pathologie infantile sont presque muets sur cette question.

Henoch (1) passe le fait sous silence. Après avoir décrit tous les symptômes de la chorée, il s'exprime ainsi :

« La plupart des enfants, à part ces mouvements, se sentent
» parfaitement bien ; leurs fonctions sont en très bon ordre,
» et, si un certain nombre des malades semblent pâles et fai-
» bles, le fait est loin d'être constant ou obligé. Les enfants se
» plaignent parfois de faiblesse d'un bras, mais je n'ai jamais
» vu de paralysie complète ; ils pouvaient presque toujours
» exécuter, sans grande hâte sans doute, les mouvements que
» je désirais ; rarement il y avait de la parésie d'un membre
» supérieur, se dissipant en quelques jours. Elle fut, dans un
» cas, si prononcée que l'enfant devait s'aider de l'autre main
» pour soulever le membre parétique. Mais, comme je l'ai dit,
» ce fait est exceptionnel, et si quelques mères désignent cet
» état morbide sous le nom de « paralysie » c'est qu'elles s'en
» laissent imposer surtout par l'impossibilité de faire usage de
» la main et du bras d'une façon normale. »

E. Bouchut (2) est encore plus bref. « Chez quelques enfants, dit-il, on rencontre, avec la chorée, des névralgies, des paralysies partielles musculaires et sensorielles. »

D'Espine et Picot (édit. 1889) sont très sobres de détails sur les paralysies choréiques. Ils disent :

« La chorée se complique, dans quelques cas, de phénomènes
» paralytiques ; ce sont le plus souvent des paralysies incom-
» plètes et passagères qui affectent les membres le plus forte-
» ment atteints de chorée. Il s'agit alors, non d'affaiblissement
» musculaire plus ou moins marqué qui accompagne toujours
» la chorée, mais de vraies paralysies portant, soit sur le bras
» et la jambe d'un côté (forme hémiplégique), soit sur un des

---

(1) Henoch, Leç. clin., trad. Hendrix, 1885.

(2) Bouchut : Traité pratique des maladies des nouveau-nés, des enfants à la mamelle et de la seconde enfance. Paris, 1885, page 115.

» bras (forme monoplégique), soit sur les membres inférieurs
» (forme paraplégique). Cette dernière forme est souvent liée
» à la chorée rhumatismale ; nous en avons rapporté plus haut
» un exemple et Bouchaud en a observé récemment un cas
» relatif à une petite fille de trois ans et demi.

» Tantôt la paralysie précède les mouvements choréiques
» qui peuvent être même rudimentaires : c'est la chorée molle,
» limp chorea des auteurs anglais (Wilks, Gowers), dans
» laquelle les membres sont flasques et inertes, les réflexes
» tendineux abolis et l'enfant peut être réduit à l'immobilité.
» Dans la plupart des cas, un examen attentif du malade per-
» met de découvrir de légers mouvements choréiques qui, au
» premier abord, passent inaperçus (Ollive)...

» Il est important de ne pas les confondre avec les mouve-
» ments choréiformes qui accompagnent parfois l'hémiplégie
» infantile vraie. »

En décembre 1888 parut, dans la *Revue mensuelle des maladies de l'enfance,* un article du docteur J.-B. Bouchaud, de Lommelet (Nord). Cet auteur publie deux observations très intéressantes que nous rapportons plus loin : il s'agit de deux enfants qui ont eu du rhumatisme articulaire aigu, de la chorée et de la paraplégie post-choréique.

Quelques mois plus tard, M. le professeur agrégé Rondot faisait paraître dans la *Gazette hebdomadaire des sciences médicales de Bordeaux,* un exposé de la question. Il ajoutait aux observations déjà connues quatre nouvelles qu'il avait recueillies dans son service de clinique médicale à l'hôpital des enfants. Signalons comme particulièrement original dans ces leçons, sur lesquelles nous reviendrons d'ailleurs en temps et lieu, un cas d'atrophie musculaire dans la paralysie choréique et des considérations pathogéniques très intéressantes que M. Rondot confirma dans son mémoire sur *Les amyotro-*

phies de la chorée. Ce mémoire, fondé sur des faits analogues de Dauchez, de Raymond, donna l'explication de l'atrophie par les localisations articulaires du rhumatisme.

La *Revue mensuelle des maladies de l'enfance* du mois d'octobre 1889 contient deux observations de paralysie choréique dues à Cadet de Gassicourt.

A. Ollivier consacre sa douzième leçon clinique sur les maladies des enfants (1) à l'étude de ces paralysies.

Il rapporte quatre observations inédites qui présentent ce fait remarquable qu'elles ont trait à des paralysies généralisées dont deux ont intéressé les sphincters.

Enfin F. Raymond a fait à la Société médicale des hôpitaux, le 16 mai 1890, une très intéressante communication sur les amyotrophies de la chorée.

Nous avons groupé tous les faits épars dans la littérature médicale depuis la thèse d'Ollive, pour nous efforcer de leur donner un cadre et d'en faire un tableau fidèle et complet.

---

(1) Paris, 1889.

II

Étiologie et Pathogénie.

Quand on consulte les publications relatives aux paralysies de la chorée de Sydenham, on est étonné du silence qui y règne sur la question d'étiologie. Il est certes impossible, le plus souvent, de savoir pourquoi la chorée devient ou non paralysante, et cela, parce que les observations sont dénuées de tout renseignement approprié.

Aussi, cette partie du sujet a-t-elle, de propos délibéré, été, jusqu'ici, négligée par les auteurs.

Cependant, en examinant de plus près les observations rapportées par Ollive et celles que nous avons recueillies depuis, nous avons pu relever certains faits intéressants.

L'âge n'est pas indifférent. C'est depuis deux ans jusqu'à dix-huit ans que tous les faits de paralysie se sont produits, mais on les trouve, dans ce long espace de temps, répartis de façon inégale. Jusqu'à cinq ans, nous n'avons vu que quelques cas (5), tandis que, de cinq ans à quinze ans, nous avons rapporté 26 cas. Au delà de quinze ans, les faits sont rares, au nombre de deux ou trois au plus. Ce résultat était évidemment à prévoir, puisque c'est de cinq à quinze ans que la chorée est le plus fréquente; mais il nous démontre aussi, ce qui a son importance, qu'il n'y a pas spécialement un âge d'élection pour la paralysie.

Les filles sont plus sujettes aux paralysies que les garçons. Sur 45 cas, nous avons vu que 30 appartenaient au sexe féminin et 15 au sexe masculin.

Ces paralysies s'observeraient plus souvent en Angleterre et en Amérique qu'en France et surtout qu'en Allemagne où Henoch affirme n'avoir jamais vu de chorée molle.

Peut-on trouver une cause à l'apparition de la paralysie?

Le plus souvent cela est impossible. Quelquefois, cependant, l'apparition s'est faite à la suite d'un choc moral, d'une frayeur, d'un traumatisme.

C'est ainsi que le Dr Ollive rapporte une observation de Ch. West, dans laquelle celui-ci parle d'une chorée molle dont une petite fille, en 1872, aurait été frappée à la suite d'une vive frayeur.

« L'enfant était bien en chair, mais restait couchée dans » son lit, dit West, comme un jeune chien, ne pouvant s'aider » en rien et transpirant d'une manière profuse, incapable de » s'asseoir dans son lit, de prendre des aliments, et même, » quand on avait placé des aliments dans sa bouche, ils ressor- » taient souvent. »

Cette description ne permet d'avoir aucun doute sur l'existence d'une paralysie généralisée.

Dans son observation personnelle, Ollive rapporte le fait d'une petite fille, Lucie M..., âgée de deux ans et demi, qui, le jeudi 1er juin 1882, fit un faux pas en marchant, accusa un peu de douleur, de la difficulté à marcher qui disparut le lendemain. Mais le 5 juin, elle commença à éprouver un peu d'embarras de la marche en même temps qu'elle devenait maussade et méchante. Le 14 juin, elle était atteinte d'une paralysie choréique généralisée.

Cadet de Gassicourt, dans le travail précité, relate le cas d'une chorée molle survenue brusquement, chez une fille de 7 ans, à la suite d'une injection sous-cutanée de sulfate d'ésérine.

Charcot cite également le fait d'une enfant de 7 ans, atteinte de paralysie chorÃ©ique Ã la suite d'une frayeur causÃ©e par une voiture qui avait failli l'Ã©craser.

MalgrÃ© les recherches les plus minutieuses, nous n'avons recueilli que ces quatre cas oÃ¹ l'on puisse trouver une cause Ã la paralysie chorÃ©ique.

Nous ne sommes pas fixÃ© davantage sur la pathogÃ©nie de ces accidents.

Les uns incriminent la fatigue organique qui rÃ©sulte de cette dÃ©bauche de contractions musculaires : l'argument irrÃ©futable que nous opposons Ã cette thÃ©orie se tire de l'existence des paralysies *prÃ©chorÃ©iques*.

Les autres, les font dÃ©pendre de l'hystÃ©rie ou du rhumatisme. Le chapitre que nous consacrons au diagnostic s'expliquera sur ce point qui n'est plus actuellement soutenable.

D'autres enfin les rattachent Ã un trouble, qui reste Ã dÃ©terminer, des grandes cellules motrices de la moelle et du cerveau.

Au lieu de nous aventurer sur le terrain mouvant des hypothÃ¨ses, nous prÃ©fÃ©rons avouer notre incertitude et terminer, avec Ollivier, ce paragraphe pathogÃ©nique par « le classique : Que sais-je ? »

III

Symptomatologie.

Les troubles paralytiques dans la chorée peuvent précéder l'incoordination motrice et dominer toute la scène symptomatique pour constituer la maladie désignée sous le nom de chorée molle (*limp chorea,* des auteurs anglais); ils peuvent apparaître pendant la chorée, ils peuvent enfin représenter le phénomène ultime de cette névrose.

Il résulte de là que nous avons à décrire trois formes de la paralysie dans la chorée, ou plutôt trois modes de début, car, une fois la paralysie établie, quelle que soit la période de son apparition, les symptômes sont les mêmes.

Ollive a le premier utilisé cette classification que nous trouvons excellente et à laquelle nous nous conformerons, car elle nous permettra de fort bien étudier les trois types cliniques des paralysies choréiques :

Les paralysies précédant la chorée ou préchoréiques;

Les paralysies accompagnant la chorée ou interchoréiques;

Et les paralysies suivant la chorée ou postchoréiques.

I

Paralysies précédant la chorée ou préchoériques.

Ces faits sont d'un diagnostic très délicat, car ce n'est que l'apparition ultérieure des mouvements choréiques qui permettra d'affirmer la nature des paralysies.

D'ailleurs, il faut avouer que les observations qu'on en possède sont rares. Nous n'avons pu en recueillir que dix : celles de Rockwell, de Charcot, de Gowers, d'Ollive et de Rondot, et une personnelle. Faut-il en conclure que ce mode de début de la chorée paralysante est très peut fréquent ? Nous croyons être dans le vrai en affirmant que oui, tout en faisant remarquer qu'il a pu dans certaines circonstances passer inaperçu.

Ces paralysies préchoréiques, tout comme la chorée, ont des *prodromes* particuliers. Un enfant, naturellement gai, gentil, devient méchant et criard ; il pleurniche sans motif, boude dans les coins, frotte ses yeux ; il cesse de s'amuser et pousse des cris lorsque les personnes veulent l'approcher ou le toucher ; il refuse de manger ; laisse reposer sa tête qui lui semble lourde, la serre entre ses mains comme si elle était endolorie. Il peut en effet présenter des céphalées assez intenses (obs. de Charcot). Les prodromes n'existent pas toujours et il faut bien se garder de leur attribuer une trop grande valeur. Il arrive le plus souvent que la paralysie se montre sans eux.

Ollive a de plus noté, dans son observation, une élévation de température, mais cette fièvre coïncidait avec une poussée d'herpès labial, ce qui permet d'éliminer l'idée d'envahissement fébrile de l'organisme par la paralysie préchoréique.

Après ces prodromes, nous voyons se montrer les *troubles paralytiques*.

Ceux-ci apparaissent et augmentent peu à peu, débutant soit par un membre, soit par un côté tout entier, soit enfin par les quatre membres à la fois. Il n'y a pas de règle : tantôt c'est le membre supérieur, tantôt c'est le membre inférieur qui est le premier atteint.

Dans les cas de monoplégie ou d'hémiplégie, on s'aperçoit que l'enfant devient inhabile, qu'il laisse tomber les objets qu'il saisit, qu'il ne peut plus manger ni boire seul; ses mouvements présentent des oscillations qui l'empêchent d'atteindre rapidement le but visé. Il ne peut plus vous serrer la main. Enfin, à mesure que la paralysie augmente, le bras devient flasque, pendant le long du corps, les doigts allongés, balancé par la marche, incapable de servir à quoi que ce soit.

Quand les phénomènes siègent aux membres inférieurs le malade commence par traîner la jambe, il bute à chaque pas. La pointe de son pied traîne par terre : on dirait d'une jambe de polichinelle. Puis, les symptômes s'accentuant, la station debout devient impossible sur la jambe malade et la marche elle-même est désormais compromise.

La paralysie reste rarement limitée à un seul membre. Elle se localise de préférence à un côté du corps (trois fois au côté droit, deux fois au côté gauche). Les phénomènes ne sont jamais aussi marqués dans les deux membres : c'est tantôt dans le membre supérieur (Obs. IV), tantôt dans le membre inférieur qu'ils prédominent.

Quelquefois les deux membres inférieurs sont pris à la fois et primitivement (Obs. d'Ollive). Puis les phénomènes paralytiques se montrent dans les membres supérieurs : la paraplégie se termine par une paralysie généralisée. Quand la paralysie préchoréique en arrive à ce degré, nous avons affaire à la véritable *chorée molle* ou *limp chorea* de West.

L'aspect du malade est alors fort intéressant. L'enfant est couché sur le dos dans l'immobilité la plus complète. Tout son corps est une véritable guenille. Les muscles sont dans un relâchement complet. Tous les mouvements volontaires sont impossibles. Le langage lui-même est fortement altéré par le fait même de la paralysie des muscles de la phonation ; l'enfant s'irrite de ne pouvoir parler. Quand on soulève un de ses membres, il retombe aussitôt flasque ; les muscles du cou sont aussi atteints, et, quand on a relevé la tête, elle se laisse choir comme celle d'un cadavre. Les muscles de la mastication, subissent le même sort. Le menton est tombant, la bouche s'entr'ouvre, laissant écouler la salive. On se voit obligé de nourrir l'enfant avec des aliments liquides, encore ceux-ci donnent-ils lieu à des engouements fréquents, à cause de la paralysie des muscles du pharynx et du voile du palais.

Bien que, généralement, dans les cas d'hémiplégie ou de paralysie généralisée, la face soit épargnée, on a relaté deux cas d'hémiplégie préchoréique où le facial inférieur droit était atteint : dans celui de Charcot, il y avait déviation de la bouche à gauche, aplatissement de la joue droite, abaissement de la commissure labiale droite, effacement du sillon naso-labial droit, déviation de la langue à droite; rien n'y manquait.

On voit donc que la paralysie préchoréique peut affecter toutes les forme : monoplégie, hémiplégie, paraplégie et enfin paralysie généralisée ou chorée molle véritable.

Ces paralysies ne s'accompagnent de *phénomènes douloureux,* ni du côté des membres paralysés, ni du côté de la moelle. Toutes les fois qu'on a palpé la colonne vertébrale et les membres, il a été impossible de trouver un point douloureux.

La *température* reste constante; dans l'observation d'Ollive, la poussée fébrile du début nous semble liée à l'herpès qui se montra sur la lèvre supérieure de sa malade. Ensuite, le thermomètre s'abaissa pour ne plus s'élever pendant toute la durée de la paralysie.

La *sensibilité* reste absolument intacte.

Les *réflexes* sont abolis. Rockwell et Charcot n'en parlent pas, mais Ollive et Rondot, qui les ont soigneusement recherchés, ont trouvé les réflexes rotuliens et brachiaux absolument abolis des deux côtés, même dans une hémiplégie (Rondot).

Cependant, dans l'observation que nous publions, nous les avons trouvés conservés.

Pas de troubles trophiques.

Dans ce groupe, on n'a signalé ni *amyotrophies*, ni *troubles vaso-moteurs*. L'*état des pupilles* n'a rien de bien caractéristique : ordinairement elles sont égales et réagissent bien à la lumière; Rockwell seul a signalé de la dilatation pupillaire du côté paralysé.

La *réaction électrique* des muscles paralysés est signalée dans les observations de Rondot et de Raymond. Dans la première, tous les muscles se contractaient par l'application de courants induits ; toutefois, le triceps brachial gauche réagissait un peu moins que celui du côté droit; dans la seconde, les résultats de l'exploration faradique sont complexes : nous renvoyons aux documents.

L'état général des malades est assez bon ; ceux-ci s'anémient cependant parfois et maigrissent.

On n'observe pas de *troubles digestifs*.

Le *cœur* reste indemne. Le *pouls* est régulier, normal.

Enfin les *facultés intellectuelles* et *morales* sont peu modifiées. L'enfant comprend parfaitement et occupe son esprit comme auparavant. Il n'y a de changement que dans le caractère qui devient plus irritable.

Nous avons décrit comment s'établissaient les phénomènes paralytiques; il faut nous demander ce qu'ils deviennent,

A peine sont-ils arrivés à la période d'état, qu'on peut voir survenir les *mouvements incoordonnés de la chorée*. Cette apparition peut se faire au début, quinze jours, un mois après. Ils siègent toujours dans les membres paralysés. Parfois ils sont si peu intenses, qu'il faut les rechercher avec beaucoup de soin.

Dans la plupart des cas, les phénomènes paralytiques sont prédominants; l'incoordination est très atténuée ou absente; les mouvements choréiques s'établissent insidieusement, comme la paralysie elle-même, et à mesure qu'ils envahissent tel ou tel membre, celle-ci va diminuant dans ce même membre. Ils peuvent débuter soit par la face, soit par le membre supérieur, soit par le membre inférieur. En général, ils sont plus accentués au niveau de la langue et des doigts et c'est là qu'on devra toujours les rechercher en présence d'une paralysie qui semble s'être produite spontanément. Leur constatation permettra de faire le diagnostic.

DURÉE

Quelle est la durée de la paralysie préchoréique proprement dite ? La question est assez embarrassante. Mais il serait frivole de vouloir, *à priori*, fixer des bornes à son évolution.

Consultons à cet effet les observations. Celle du professeur Charcot ne peut nous donner aucun renseignement. Dans le cas de Rockwell, la durée a été de dix semaines; dans le cas d'Ollive, de cinq semaines; dans celui de Rondot, de trente jours environ; dans le nôtre, d'un mois.

D'après notre statistique :

1° Les paralysies préchoréiques durent au moins un mois;

2° La durée n'est pas toujours en rapport avec l'étendue de la paralysie.

La durée totale de la maladie a été d'un mois dans le cas d'Ollive, de deux mois et demi dans le cas de Rockwell et de huit mois chez le malade de M. le Dr R. Saint-Philippe.

TERMINAISON

Les phénomènes paralytiques, qui s'établissent peu à peu, arrivent à une période d'état qui dure un certain temps, puis ils disparaissent comme ils étaient venus.

Toujours la paralysie préchoréique s'est terminée par la guérison.

Mais, une fois les phénomènes paralytiques disparus, la chorée peut parfaitement persister, avec ses mouvements incoordonnés, et évoluer seule.

On n'a pas cité de cas de récidive.

Il faut cependant faire remarquer que, lorsque les phénomènes paralytiques ont été assez accentués, les mouvements choréiques sont presque insignifiants (Obs. III, IV, IX, X). Cette remarque est en faveur de la théorie qui ne veut voir dans les phénomènes paralytiques de la chorée qu'une forme nouvelle de cette maladie.

Voici maintenant les dix observations qui ont servi de base à l'étude de cette première classe de paralysies.

OBSERVATION I

(Observation VI, thèse d'Ollive, communiquée par le professeur Charcot).

A la fin d'octobre 1881, la petite L..., âgée de 5 ans, fut prise d'hémiparésie des membres inférieurs et supérieurs droits avec participation de la face (parésie du facial inférieur et légère déviation de la bouche du côté opposé). Langue tirée du côté paralysé. Quelques mouvements choréiformes dans le membre supérieur droit et même quelquefois la langue tirée involontairement.

Début progressif par des céphalées.

La question à se poser était de savoir si c'était de l'hémichorée, malgré la prédominance de la paralysie prodromique, malgré la participation de la face à la parésie simulant une hémiplégie cérébrale. Malgré tout cela, j'ai conclu à la chorée simple.

L'âge était aussi une anomalie, car cette enfant était plus jeune que les choréiques ordinaires.

On ne sait rien des suites de l'affection.

Nous avons cru devoir placer cette observation dans le groupe des paralysies préchoréiques parce que la paralysie y est dite *prodromique*. Cependant il est permis de faire quelques réserves.

OBSERVATION II

(Publiée par le Dr Rockwell, *in New-York med. journ. 1882*).

Alfred B..., âgé de 8 ans, me fut envoyé le 11 février 1882, par le Dr William C. Wile, de Sandy Hoock.

L'année passée (février 1881), il eut une attaque de rhumatisme articulaire aigu, qui atteignit les articulations du côté droit plus que celles du côté gauche. Comme l'état inflammatoire se calmait, il se trouva qu'il eut une paralysie très marquée des membres du côté le plus atteint, et au bout de trois semaines, les membres paralysés en même temps que les muscles de la face, commencèrent à être animés de mouvements choréiques. A la même époque, sous mes yeux, la jambe et le bras droit furent très faibles, et le désordre si marqué qu'il ne pouvait porter un verre d'eau à sa bouche sans en verser.

La parole était quelquefois hésitante et la pupille droite dilatée.

L'exploration révélait un murmure systolique, dû probablement à la valvule mitrale, et remarquable par son inconstance, disparaissant et reparaissant sans cause appréciable. On le traite par des pulvérisations d'éther, l'administration de l'extrait de ciguë et les courants continus.

La guérison survint au bout de dix semaines.

Une localisation rhumatismale a précédé dans ce cas, sur un même membre, l'apparition d'une paralysie. On ne saurait voir là une relation de cause à effet; nous croyons que la paralysie relevait de la chorée, puisque celle-ci s'est montrée sur le membre atteint.

OBSERVATION III

(Emprnntée à Ollive, obs. VII).

Paralysie préchoréique généralisée.

Lucie M..., âgée de 2 ans 1/2, a toujours joui d'une assez bonne santé jusqu'à ce jour. Elle a eu la coqueluche. Elle a avalé une épingle qu'elle rendait quelques jours après dans ses garde-robes. Née de parents bien portants, n'ayant aucun diathésique dans ses antécédents, elle a été élevée au sein jusqu'à l'âge de 20 mois. Cependant elle est d'apparence assez chétive, d'un caractère un peu irritable.

Le jeudi, 1er juin, elle fait un faux pas en marchant, accuse un peu de douleur, de la difficulté à marcher, mais le lendemain tout a disparu. Le lundi, 5 juin, l'enfant commence à avoir un peu de difficulté à marcher; en même temps, son caractère change, elle devient maussade, de plus en plus irritable, s'agite ou pleure pour rien, elle porte fréquemment sa main à sa tête, et cependant elle dit ne pas en souffrir, elle se frotte les paupières et les ferme à chaque instant. Pendant deux jours, elle a un peu de fièvre qui se traduit par une éruption d'herpès à la lèvre supérieure, puis l'état général rentre dans l'ordre normal, la petite malade mange et dort bien, et n'était sa difficulté à se tenir debout et à marcher, l'irritabilité de son caractère, on pourrait la croire exempte de toute affection.

Le médecin appelé auprès d'elle redoute le début d'une méningite tuberculeuse; il n'y a pas de vomissements, pas de constipation, pas d'irrégularité du pouls, il y a un peu de mâchonnement.

Un autre médecin a les mêmes craintes et cependant il croit aussi à la possibilité d'une danse de Saint-Guy.

C'est au milieu des événements que je rapporte, que je suis appelé à remplacer, près de notre petite malade, le docteur Lebreton, et voici les symptômes que je puis démêler en examinant cette enfant qui ne se prête qu'avec les plus grandes peines à notre examen.

14 juin : L'enfant, assise sur les genoux de sa mère, ne nous reçoit qu'avec répugnance; veut-on lui parler, la toucher un peu, elle jette des cris, pleure et s'irrite. De temps en temps elle porte ses mains à sa face, et remue la tête, tous symptômes que l'on peut aussi bien mettre sur le compte de son impatience. Si l'enfant est placée à terre et qu'on veuille la faire marcher, on constate des signes très importants. Il n'y a pas d'incoordination des mouvements des jambes, mais une faiblesse telle que l'on croit que la petite malade va s'affaisser et que, le plus rapidement possible, elle se précipite sur sa mère, sur un meuble, sur tout ce qui peut lui procurer un appui; mais les quelques pas qu'elle a faits ont été des plus incertains; c'est en pliant les jambes, c'est en titubant qn'elle est arrivée là où elle s'appuie.

Nous prions alors la mère de coucher son enfant et nous procédons à un examen détaillé des phénomènes que l'on peut observer. L'enfant étant dans le décubitus dorsal, la tête appuyée sur l'oreiller s'agite par instants; les membres inférieurs et supérieurs sont immobiles mais ils peuvent être remués sans difficulté. Cependant si l'on soulève les jambes en les abandonnant ensuite à elles-mêmes, elles retombent inertes sur le lit. La température y est normale, il n'y a pas d'atrophie. Les réflexes tendineux sont abolis, la sensibilité y est intacte.

Les parents nous racontent que si l'enfant veut prendre un objet, il y a une grande difficulté dans la préhension, et que bientôt elle le laisse échapper. De plus, si elle veut parler, ce n'est qu'avec peine quelquefois, et cette difficulté semble l'irriter encore, quand elle ne trouve pas ses mots.

Enfin, si elle mange ou boit, il lui arrive fréquemment d'avaler de travers.

Aucun trouble du côté des organes des sens, pas de diplopie, pas de strabisme, pas d'inégalité pupillaire. Il n'y a pas de céphalalgie. La langue a son aspect normal, l'appétit est conservé, pas de vomissements ni de constipation. La température ne s'élève pas au-dessus de la normale; le pouls d'une fréquence modérée, est bien régulier. La pression sur la colonne vertébrale ne détermine aucune douleur.

En présence de cet ensemble symptomatique, j'écartai tout d'abord la pensée de la méningite tuberculeuse, et, sans grande conviction d'ailleurs, je m'arrêtai au diagnostic de paralysie infantile à début anormal. De plus, en raison du groupe de vésicules herpétiques apparues à la lèvre supérieure, à l'existence, dans la rue habitée par notre petite malade, de travaux de voirie, je pensai aussi à la possibilité d'une intoxication paludéenne; et c'est en me basant sur cet ensemble symptomatique, que je conseillai le traitement suivant :

Calomel à doses fractionnées. — Sulfate de quinine. — Badigeonnages iodés sur la colonne vertébrale.

Je dois avouer que ce traitement eut un insuccès complet et je vis la parésie des membres inférieurs devenir de plus en plus marquée, au point que l'enfant ne pouvait plus quitter le lit, ou qu'on était forcé de la tenir sur les bras. Venait-on à la placer à terre, ses jambes fléchissaient immédiatement, et elle s'affaissait sur place. La difficulté dans la parole augmentait encore, le vocabulaire devenait de plus en plus restreint, enfin, la mastication des aliments et leur déglutition devenait aussi plus difficile. Ajoutons que le caractère de l'enfant devenait de plus en plus difficile.

Ce fut au milieu de ce cortège de symptômes que la famille justement inquiète me proposa d'appeler en consultation un de nos maîtres des Hôpitaux d'enfants, ce que j'acceptai avec empressement.

Comme moi, le médecin consultant pensa à la possibilité d'une paralysie infantile; le pronostic fut réservé et la même médication fut continuée pendant plusieurs jours. Aucune amélioration ne se produisit dans l'état de notre malade. Les jambes restèrent toujours aussi flasques et sans mouvements d'incoordination. Enfin, le 27 juin, j'amenai auprès de cet enfant le docteur Archambault, qui démêla le problème, posa un diagnostic tout en se réservant un peu, mais rassura les parents en portant un pronostic favorable : « Ça guérira, disait le savant clinicien, et cependant je ne puis affirmer le diagnostic, tout en croyant beaucoup à la chorée molle ». Ce diagnostic était nouveau pour nous, nous ignorions absolument ce qu'était la chorée molle.

Au risque de me répéter, je tiens à bien préciser ici quel était l'état de l'enfant lorsqu'elle fut visitée par le docteur Archambauld : jambes flasques, mais pouvant encore se détacher du plan du lit, sensibilité conservée, pas d'atrophie, abolition des réflexes, pas d'incoordination, membres supérieurs immobiles, mais, quand un mouvement était sollicité, un peu d'incoordination et de faiblesse dans la préhension. Si l'enfant était tenue sur les bras de sa mère, la tête était rejetée en arrière et animée, en outre, de mouvements de contorsion. Du reste, l'état général était excellent ; pas de fièvre, conservation de l'appétit et du sommeil.

Le docteur Archambault prescrivit l'usage de la liqueur arsenicale de Fowler en commençant par deux gouttes et augmentant d'une goutte par jour. Ce traitement fut parfaitement toléré, l'enfant n'eut ni nausées, ni vomissements, ni diarrhée.

Le 11 juillet, l'enfant commence à marcher, et le 20 tous les symptômes de paralysie et d'incoordination avaient totalement disparu. Un mois plus tard, nous eûmes l'occasion de revoir notre malade ; elle était complètement rétablie et il ne restait aucune trace de l'affection qui nous avait tant intrigués auparavant.

La chorée proprement dite n'a intéressé que les muscles du cou et encore très faiblement. On est arrivé au diagnostic de chorée molle en procédant par élimination.

OBSERVATION IV

(Empruntée à M. le professeur agrégé Rondot).

(*Gazette hebdomadaire des sciences médicales de Bordeaux*, 21 avril 1889).

Marie F..., 6 ans, entre dans mon service le 26 mars 1889. Elle est venue le matin à la consultation conduite par sa mère qui nous raconte qu'elle a eu la rougeole il y a deux mois, sans aucune suite immédiate, et que, depuis quelques jours, on constate un affaiblissement très marqué des membres supérieur et inférieur du côté gauche. Ce début de paralysie s'accuse principalement quand l'enfant veut saisir les objets qu'elle lâche rapidement et quand elle veut marcher, la locomotion s'accompagnant d'un traînement très marqué de la jambe. On n'a pas jusqu'ici reconnu de mouvements de la face ou des membres indiquant un début de chorée.

Tels sont les renseignements fournis par la mère qui me signale également en plus de la rougeole un mal de gorge que je crois étranger à l'angine diphtérique.

Les symptômes relevés le lendemain de son entrée sont les suivants :

L'affaiblissement des forces porte principalement sur le membre supérieur gauche. C'est à peine si l'enfant peut me serrer la main; elle arrive à saisir les objets, mais en relevant la face dorsale de la main. Elle exécute tous les mouvements de l'avant-bras et du bras, mais avec lenteur, et tout en atteignant le but que je lui désigne, on constate à la fin de chaque mouvement quelques oscillations d'assez large amplitude.

La même parésie s'observe au membre inférieur gauche et, quoique la marche s'exécute sans claudication, on voit que la malade fait effort pour relever son pied qui, par moments, laisse traîner le talon et détermine quelques faux pas.

Dans le décubitus dorsal, je constate également que tous les mouvements peuvent être exécutés, avec quelques oscillations terminales analogues à celles du membre supérieur.

Les masses musculaires ne présentent aucune atrophie. Tous les muscles se contractent par l'application des courants induits; toutefois le triceps brachial semble réagir un peu moins que celui du côté droit.

Je n'observe aucune modification apparente dans les masses musculaires du tronc et de la nuque. La face est complètement indemne.

Partout la sensibilité est intacte. En présence de ces phénomènes parétiques à forme hémiplégique, sans participation de la face, je pense à la chorée molle et je cherche très attentivement si quelques mouvements insolites ne permettent pas de reconnaître l'existence de cette névrose.

En faisant tirer la langue, je la vois agitée de nombreuses oscillations dans toutes les directions et qui se reproduisent à tous mes examens, quand j'engage la malade à rester immobile.

On aperçoit quelques mouvements rapides agitant les doigts de la main gauche, parcourant les muscles de l'avant-bras et soulevant de temps en temps l'épaule gauche. Des secousses de même ordre se montrent dans le membre inférieur et traduisent indubitablement un début de chorée.

Les réflexes rotuliens et brachiaux sont complètement abolis des deux côtés. Les pupilles normales réagissent bien à la lumière. Je ne trouve aucun point douloureux pas plus à l'exploration de la colonne vertébrale qu'à la palpation des membres.

Du côté du cœur, je trouve un peu d'élargissement de la matité précordiale; la pointe bat sur la ligne mammaire, il n'existe aucun bruit anormal. Le pouls est faible, mais régulier. Rien à noter pour le reste des viscères.

Les fonctions intellectuelles et morales ne paraissent offrir aucune modification : l'état général est bon, malgré un amaigrissement très prononcé. Pas de troubles de la phonation.

Je porte le diagnostic de parésie hémiplégique du début de la chorée et je prescris l'antipyrine à la dose de 3 grammes, comme je le ferais pour un cas de chorée classique.

Sous l'influence du traitement, le désordre des mouvements disparaît rapidement, mais l'affaiblissement persiste et tend plutôt à diminuer.

Dans mon dernier examen, qui date du 15 avril, je note encore une grande maladresse de la main gauche; pour porter le verre à sa bouche, l'enfant exécute à la fin du mouvement quelques oscillations dont l'amplitude est moindre qu'au début. Du reste tous les mouvements du côté gauche s'accompagnent d'une légère déviation terminale. La trémulation qu'on ressentait quand elle serrait la main s'est notablement amendée; on voit, à de rares intervalles, quelques mouvements anormaux des doigts. La force dynamométrique est toujours très diminuée : 15 à gauche, 25 à droite. La mensuration n'indique aucune différence entre les deux côtés.

A la langue, les oscillations restent encore très prononcées.

On aperçoit par moments quelques mouvements choréiques du pied gauche.

Les réflexes tendineux restent abolis. La pupille gauche réagit plus lentement à la lumière que la droite.

Aucune modification de la sensibilité.

OBSERVATION V

(Personnelle et inédite).

James X..., âgé de 5 ans, se présente à la consultation gratuite de M. le Dr Saint-Philippe, à l'hôpital des enfants, en mai 1890.

Antécédents héréditaires. — Père alcoolique, mère âgée de 23 ans, cantinière au 6me hussard. Pas de chorée, pas de rhumatisme chez les parents.

Antécédents personnels. — Rien à signaler jusqu'en janvier 1890. A ce moment, rougeole légère, guérison au bout de 8 jours sans complication.

Au mois d'avril, début de paralysie à forme hémiplégique du côté droit avec non participation de la face. La mère s'aperçoit que l'enfant devient maladroit de la main droite, qu'il laisse tomber les objets et que finalement il devient gaucher. Puis, quelque temps après, la jambe droite traîne sur le sol, la station sur elle devient impossible. Les phénomènes vont en s'accentuant jusqu'à la fin du mois.

Au mois de mai seulement, la mère s'aperçoit que la figure de son fils grimace, et que les doigts de la main droite sont agités de mouvements incessants.

Il entre à l'hôpital des enfants le 15 novembre 1890. A ce moment, les mouvements choréiques ont disparu du côté de la face; le membre supérieur droit est très affaibli; quand il exécute les mouvements, on voit qu'il hésite et tremble avant d'atteindre le but, tandis que du côté gauche il va droit au point qu'on lui désigne.

La pression exercée est beaucoup plus forte à gauche qu'à droite.

Quand les membres sont au repos, on remarque dans les doigts de la main droite des mouvements continuels.

Sensibilité. — Hyperesthésie du côté paralysé.

Réflexes. — Normaux.

Pas de troubles trophiques.

Le membre inférieur était à ce moment intact.

Pas de constipation ni d'incontinence des matières fécales.

Pas d'incontinence ni de rétention d'urine.

Appareils cardiaque et pulmonaire sains.

Pas de troubles de l'intelligence.

Traitement. — Bains salés, électrisation. Sorti guéri de l'hôpital le 24 décembre 1890.

OBSERVATION VI

(Empruntée à M. le professeur agrégé Rondot, *loc. cit.).*

X... Elise, 3 ans, vue à la consultation de l'hôpital des enfants, le 27 avril. Fluxion de poitrine il y a un an. Sa mère raconte qu'elle est paralysée du bras gauche depuis l'avant-veille, sans qu'aucune circonstance permette de remonter à une origine traumatique. Absence de symptômes cérébraux.

Impotence complète de la main et de l'avant-bras gauches; quelques mouvements persistent dans le bras. Sensibilité intacte. Marche sans faux pas. Rien à la face. Pas de mouvements choréiques. Défécation et miction normales.

Nous avons cru devoir ranger cette observation dans ce premier groupe, parce que l'accident paralytique a été la première et unique manifestation morbide. Il est regrettable que les antécédents fassent défaut et qu'un examen plus approfondi de la malade n'ait pas plus tard visé les mouvements choréiques qui demandent à être recherchés avec un soin minutieux.

OBSERVATION VII

(Dauchez, in thèse d'Ollive).

Le petit Pourq.., âgé de deux ans, entre à l'hôpital le 20 juillet 1883. Il y a six semaines, l'affection débuta brusquement par un affaiblissement très marqué du bras droit ; quelques jours après, claudication de la jambe droite, survenue insidieusement sans que la mère ait remarqué de mouvements incoordonnés dans les membres paralysés.

Lors de l'arrivée à l'hôpital, voici ce que l'on constate. Debout, l'enfant reste immobile, les jambes écartées, sans oser avancer. Si on l'invite à marcher, il essaie, mais inutilement, de soulever le pied; au bout d'une à deux minutes, il fléchit et tombe si on l'abandonne. Il peut cependant faire un ou deux pas, il soulève alors rapidement la jambe et frappe brusquement le sol, en perdant l'équilibre.

Tels sont les phénomènes paralytiques. Quant aux désordres du mouvement, ils existent, mais il faut une grande attention pour les reconnaître. Ainsi, lorsqu'on examine attentivement le malade, on lui voit faire par moments quelques grimaces, froncer rapidement le sourcil. On remarque aussi, chaque fois qu'on lui tend la main, un mouvement brusque et rapide d'extension du bras. Quelques jours plus tard, l'incoordination des mouvements se prononçait davantage; bientôt même elle remplaçait complètement la paralysie, et la chorée prenait sa physionomie habituelle. Elle guérit d'ailleurs facilement.

OBSERVATION VIII

(Gowers. *British medical Journal*, 1880).

John F..., 14 ans, demanda à être soigné en juillet 1879, parce qu'il avait perdu l'usage de sa main gauche. En effet, le bras gauche pendait sur le côté du corps; l'enfant pouvait encore le remuer en faisant un effort, mais il était beaucoup plus faible que le bras droit, qui lui-même était affaibli.

Cette parésie avait commencé graduellement quinze jours auparavant. Pas de paralysie de la face ni des jambes.

Au premier examen, on ne découvre ni spasmes, ni mouvements choréiques. Les mouvements volontaires s'exécutent sans hésitation. Plus tard cependant, en observant attentivement le jeune malade, on constate, de temps à autre, un petit mouvement convulsif du pouce droit, ou un mouvement léger de pronation de la main droite. Si on faisait tenir les deux bras dans une position horizontale, un léger spasme se produisait de temps en temps dans les deux mains.

On prescrivit de l'iodure de potassium et de la strychnine. Au bout d'une semaine, le bras gauche était devenu plus vigoureux et l'enfant pouvait s'en servir avec une certaine aisance. Mais la médication n'empêcha pas la production des spasmes violents; l'incoordination des mouvements du bras droit s'accrut considérablement, et présenta bientôt tous les caractères de la chorée la plus nette.

OBSERVATION IX

(Gowers. *Brit. med. J.* et Congrès de l'Associat. de Cambridge, 1880).

Jeanne P..., âgée de 13 ans, vue le 9 juin 1879 : elle a perdu l'usage du bras gauche depuis trois mois. Faiblesse progressive. Pas de mouvements spontanés. A eu des rhumatismes articulaires aigus à 4 ans. Cœur sain. Lentement elle recouvre la faculté de se servir de son bras. En même temps apparurent de petits mouvements spontanés qui disparurent aussi graduellement. Traitement : strychnine, arsenic.

OBSERVATION X

(Gowers. *Loc. cit.)*

L. W..., 7 ans, entre en février 1879. Dans les deux mois précédents, avait perdu l'usage de la main droite. Pas d'incoordination des mouvements, pas de mouvements choréiques. Cependant, de temps à autre, quand elle tenait quelque chose dans sa main droite, légers mouvements spasmodiques.

Traitement par la strychnine, amélioration et guérison au bout de deux mois.

II

Paralysies contemporaines de la chorée.

Les paralysies contemporaines de la chorée, c'est-à-dire celles qui surviennent soit au début, soit au cours ou au déclin de la chorée, sont de beaucoup les plus fréquentes et ont été considérées pendant longtemps comme la seule forme existante.

Sur les 45 observations que nous relatons, nous les voyons se produire 29 fois, soit 64 0/0.

Voyons quels sont les symptômes qui nous permettent de les reconnaître.

La paralysie peut s'installer sans qu'on observe de phénomènes prodromiques. Cependant West signale le cas d'une fille de 7 ans qui présenta un changement notable dans le caractère, qui devint peureuse, irritable. Mais, comme les enfants atteints de chorée deviennent toujours plus ou moins grincheux, il est fort difficile de démêler chez eux les *signes prodromiques d'une paralysie.*

Comment débute la paralysie? Elle peut survenir de deux façons : brusquement ou insidieusement.

Les cas où elle s'implante d'emblée sont assez rares. Cependant Todd, Rondot, Cadet de Gassicourt, Charcot, nous offrent des exemples de ce mode de début.

Le plus souvent on ne peut en aucune façon expliquer ce début brusque. Dans l'observation de Cadet de Gassicourt, la chorée molle s'est brusquement développée chez une petite fille de 7 ans à la suite d'une injection sous-cutanée de sulfate d'ésérine, dans celle de Charcot, à la suite d'une frayeur.

Presque toujours la paralysie s'établit *peu à peu*, débutant par les membres, soit le supérieur, soit l'inférieur. Elle peut rester localisée à un membre et constituer une *monoplégie*, ou bien se distribuer différemment et produire soit une hémiplégie, soit une paraplégie, soit une paralysie généralisée ou chorée molle.

La paralysie, au lieu d'être monoplégique au début, peut être hémiplégique ou généralisée le plus souvent d'emblée.

N'omettons pas non plus la forme *paraplégique* qui se montre au début des paralysies généralisées. Cependant Charcot rapporte un cas où la paralysie s'est uniquement localisée aux membres inférieurs.

Le siège des paralysies est toujours dans les membres atteints de chorée. Cependant il y a des cas où les mouvements choréiques étant généralisés, les troubles paralytiques ne se montrent que d'une façon limitée. Cela est vrai surtout pour la face, la langue, le voile du palais, le pharynx, le larynx, etc. : on n'y constate que très rarement des paralysies, bien que la face et la langue soient le siège de mouvements choréiques très prononcés.

Lorsqu'il se produit une hémiplégie ou une monoplégie dans un cas de chorée généralisée, c'est toujours le côté ou le membre qui présente les mouvements les plus incoordonnés qui est atteint. Cependant cette règle générale comporte des exceptions et on voit parfois la paralysie s'installer dans le côté le plus épargné par la chorée.

Ici, comme dans les paralysies préchoréiques, nous trouvons des paralysies du voile du palais, de la langue, du pharynx, des masséters, des muscles du larynx, de la paralysie faciale inférieure, mais elles ne se montrent que dans les cas de *chorée molle* constitués par cet état de relâchement musculaire complet, si bien décrit par West et dont nous avons parlé dans le chapitre précédent.

Clifford cependant cite une paralysie du voile du palais passagère et isolée au cours d'une chorée.

La *paralysie des sphincters* est un phénomène bien rare et A. Ollivier est le seul qui l'ait signalé dans ses « cliniques sur les maladies des enfants ». Il rapporte les observations de deux enfants présentant de l'incontinence d'urine et des matières fécales. Ces faits sont les seuls et nous n'avons pu en recueillir d'autres; ils sont d'autant plus importants à signaler.

Les *réflexes* sont toujours abolis ou considérablement affaiblis. Tous les auteurs qui les ont recherchés, et malheureusement ils sont peu nombreux, sont d'accord sur cette question. Cependant A. Ollivier, dans un cas, les a trouvés exagérés ou tout au moins normaux.

Les *troubles trophiques* sont représentés par trois cas *d'atrophie musculaire* dont nous aurons plus loin à nous occuper. Deux fois on a noté la coïncidence de la *pelade*. Pas de troubles *vaso-moteurs*.

La *sensibilité* est toujours conservée. On a signalé quelques cas où il y avait de l'hypoesthésie (Cadet de Gassicourt).

Les *pupilles* ne présentent rien de particulier. On a noté quelquefois leur dilatation ; elles réagissent fort bien à la lumière.

Les muscles réagissent *tous à l'excitation électrique*. Il n'y a guère que Rondot qui ait noté l'état électrique des muscles, mais jamais il n'a constaté les moindres symptômes de dégénérescence. La fibre musculaire a toujours répondu à l'excitation électrique. Tous les autres organes sont sains et indemnes. L'*intelligence* persiste, et on n'a jamais noté de désordres intellectuels même dans les cas les plus avérés de chorée molle. Le caractère seul change.

Nous avons montré comment et où la paralysie s'établissait, il nous reste à dire ce qui se passe au point de vue de la chorée. Il existe en effet un phénomène constant, régulier, sur lequel il est bon d'insister. A mesure que les symptômes paralytiques se manifestent dans les membres, les mouvements choréiques diminuent. Il se produit ce phénomène inverse des paralysies préchoréiques où l'on voit peu à peu la paralysie céder le terrain à la chorée et disparaître bientôt.

Les phénomènes choréiques diminuant et les phénomènes paralytiques s'accentuant, il arrive un moment où le membre, jadis sans cesse en mouvement, toujours remuant, devient flasque, inerte, comme un *membre de coton*. Au désordre, à la « folie musculaire » a succédé l'inertie, l'inactivité la plus complète.

Il semble donc y avoir, soit dans les paralysies préchoréiques, soit dans les paralysies contemporaines, une sorte de balancement entre le symptôme « paralysie » et le symptôme « mouvement choréique ». Quand l'un règne, l'autre est relégué au second plan.

Il peut aussi arriver que la paralysie soit complète et que les mouvements choréiques aient absolument disparu. Mais, le plus souvent, les mouvements persistent, bien qu'à un très faible degré, et il est facile, par un examen minutieux et très attentif, d'observer quelques contractions musculaires, soit du côté des doigts, soit du côté de la face.

Presque toujours, la paralysie s'installe sans que le malade s'en aperçoive autrement que par l'affaiblissement graduel ou subit de son membre. Pas de douleur, telle est la règle. Cependant Todd (obs. 65) signale la sensation d'engourdissement dans le côté paralysé. Ce n'est là qu'une exception.

MARCHE ET DURÉE

La paralysie étant nettement établie, que va-t-il se passer? Les cas sont multiples et ne se ressemblent pas tous.

Tantôt, en effet, le phénomène paralysie n'est qu'intercurrent et disparaît au bout d'un temps plus ou moins long, puis les mouvements choréiques reparaissent et subsistent seuls.

Tantôt, au contraire, le phénomène paralysie succède et se substitue tout entier aux mouvements choréiques. Lorsque la paralysie sera guérie, la chorée aura disparu avec elle.

La durée des phénomènes paralytiques varie de 3 jours (West) à plusieurs mois. En général, il faut prévoir une évolution de deux ou trois mois au maximum. Plus la paralysie sera étendue, plus elle durera : les faits contraires à cette règle sont assez nombreux. On voit, en effet, des hémiplégies durer autant et même plus que des paralysies généralisées. Il y a un facteur qui nous échappe pour présumer de la durée.

TERMINAISON

Quelle que soit la durée de la paralysie, elle se termine toujours par la guérison.

Cette guérison n'est quelquefois qu'apparente et on peut voir survenir des rechutes ou des récidives que nous étudierons à propos du pronostic.

OBSERVATIONS

Les observations qui suivent sont au nombre de 29. Deux sont inédites. Nous les avons classées, d'après les symptômes paralytiques en : *monoplégies*, *hémiplégies* et *paralysies généralisées*. Nous rapportons aussi un cas de *paralysie du voile du palais* isolée (Clifford) et un cas de *paraplégie* (Charcot).

OBSERVATION XI

(Paralysie du voile du palais. Ob. XVI, p. 19, Clifford Albertt).

Chorée compliquée de rhumatisme articulaire aigu et de paralysie passagère du voile du palais.

X..., âgée de 14 ans, admise le 2 janvier, n'a jamais été robuste mais était très bien depuis six semaines. Elle n'a jamais eu aucune maladie grave et il n'y a aucun souvenir d'accident, de refroidissement ou de rhumatisme ; depuis six semaines, elle a eu quelques douleurs et rougeurs (décrits comme érysipèle) dans le pied gauche, ce qui se termina en une semaine, mais l'avait empêchée de marcher ; après, elle commença à avoir des mouvements choréiques des bras et de la jambe gauche qui ont augmenté depuis ; bientôt le côté droit commença à se prendre.

3 janvier : Les mouvements choréiques sont continus, mais pas trop violents, affectant les deux côtés. Il y a un murmure systolique à la pointe du cœur. Sa voix est altérée, cependant elle peut répondre aux questions avec difficulté. Elle dort mal la nuit. Appétit faible. Constipation.

Le 10 : Même état, pas de sommeil. Le soir, à 6 heures, elle commença à être très agitée et ne dormit pas de toute la nuit. Elle prit 15 grains d'hydrate de chloral et 35 de bromure de potassium en trois fois.

Le 12 : Elle a reposé la nuit et mieux le matin.

Le 15 : Elle se plaint de quelques douleurs dans la main gauche. Cet état dura jusqu'au 23, époque à laquelle elle eut une paralysie du voile du palais. Les liquides refluaient par le nez. Cette paralysie ne fut que passagère et dura trois jours.

Le 5 février, elle est complètement guérie et sort le 23.

I. Monoplégies

OBSERVATION XII

(Empruntée à M. le professeur agrégé Rondot, *loc. cit.)*

Blanchard, Jean, 6 ans 1/2, entre le 30 janvier à l'Hôpital des Enfants. Je constate les symptômes d'une chorée de moyenne intensité, prédominant du côté droit avec des mouvements désordonnés de la face et des membres, les secousses étant plus accentuées au pied et à la jambe. A ce moment on ne remarque aucun affaiblissement de la motricité. Pupilles légèrement dilatées, réagissant normalement à la lumière.

Pas de troubles de sensibilité; absence de douleurs vertébrales et de points choréiques.

Réflexes rotuliens abolis.

La pointe du cœur bat sur la ligne mammaire, à 4 centimètres du rebord costal; bruits forts, bien frappés; souffle assez rude, au premier temps, ayant son maximum à la pointe, mais diminuant un peu dans la position assise. Pouls régulier, 88.

Avant de commencer le traitement par l'antipyrine, je tiens le malade en expectation pendant plusieurs jours et reconnais que les mouvements choréiques augmentent d'intensité. Le 5 février, je donne d'emblée 3 grammes d'antipyrine; aucun symptôme nouveau, sauf du rétrécissement pupillaire, la pupille droite étant un peu plus petite que la gauche.

15 février : Les mouvements n'ont pas diminué. Je trouve la pointe du cœur un peu déviée en dehors en même temps que le souffle me semble plus accentué. C'est sur ces entrefaites que la sœur du service attire mon attention sur l'affaiblissement du bras droit qu'elle a reconnu depuis plusieurs jours. Le membre supérieur reste en effet continuellement immobile le long du corps, et, pour jouer comme pour manger, l'enfant se sert uniquement de la main gauche. La force de préhension est surtout très diminuée; quand je lui commande de saisir un objet, il exécute le mouvement, quoique

avec beaucoup de lenteur, et, dès qu'il tient cet objet, il est forcé de s'aider de la main gauche pour éviter de le laisser tomber. Il existe de plus un affaiblissement notable de la mobilité du bras et de l'avant-bras. Les mouvements choréiques sont à peu près nuls dans le membre supérieur, mais ils persistent à la face et à la jambe.

Les masses musculaires ont conservé leur volume normal, et l'on ne constate pas la moindre trace d'atrophie. La force dynamométrique de la main droite est notablement inférieure à celle de la main gauche.

Quant à la marche, elle s'exécute sans faux pas, sans traîner la jambe, de sorte que l'affaiblissement de la motricité présente tous les caractères d'une véritable monoplégie.

L'exploration électrique, renouvelée à plusieurs reprises et employée en dernier lieu dans un but thérapeutique, nous a montré que tous les muscles répondaient à l'action des courants induits, les seuls qu'il nous soit donné jusqu'ici d'utiliser à l'Hôpital des Enfants.

23 avril : L'antipyrine que j'ai pu administrer pendant deux mois sans phénomènes d'intolérance, mais aussi sans amendement notable des symptômes choréiques, a été supprimée le 3 avril, après avoir été portée pendant plus de trois semaines à la dose de 4 grammes.

Dans ces derniers temps, les mouvements désordonnés sont devenus moins fréquents et, depuis l'emploi régulier de l'électrisation, la force du membre supérieur droit semble s'accroître au point de me faire espérer la guérison définitive.

OBSERVATION XIII

(Empruntée à M. le professeur agrégé Rondot, *loc. cit.*).

Noélie X..., âgée de 13 ans, a été atteinte, au mois de décembre dernier, d'un rhumatisme articulaire aigu portant principalement sur l'articulation radio-carpienne gauche, sans aucune manifestation cardiaque.

Elle entre dans le service avec une endo-péricardite uniquement caractérisée par des symptômes d'auscultation : souffle au premier temps, ayant son maximum à la pointe, avec un bruit plus superficiel, étalé, un peu à cheval entre les deux bruits.

Je constate de plus un affaiblissement notable de la force de préhension de la main gauche; tous les mouvements du bras et de l'avant-bras sont possibles, mais la pression dynamométrique est presque nulle.

Il existe un peu d'atrophie des muscles du bras et de l'avant-bras, dont la réaction électrique ne diffère pas de celle des autres groupes musculaires. Pas de troubles de sensibilité. Absence de réflexes tendineux aux membres inférieurs et supérieurs. Un examen attentif permet de reconnaître que l'articulation radio-carpienne gauche n'est pas gonflée; mais les mouvements étaient douloureux depuis quelques jours. Toutes les autres jointures sont complètement indemnes. La recherche minutieuse des mouvements choréiques permet d'en reconnaître l'existence à de rares intervalles. Tantôt l'épaule gauche se soulève brusquement, la tête oscille légèrement, et quelques secousses se montrent de temps en temps dans les membres inférieurs, la marche n'offre rien de spécial. On a remarqué dans la journée une agitation insolite qui ne laisse aucun doute sur l'existence de la chorée.

Le traitement a consisté dans l'application d'un vésicatoire à la région précordiale et dans l'administration de l'antipyrine à la dose de 3 grammes par jour.

OBSERVATION XIV

(Dr Gaucher)

Jean G..., 9 ans, entré le 25 mars 1879, salle Saint-Louis, à l'hôpital des Enfants-Malades.

Pas d'antécédents rhumatismaux.

Soigné deux fois pour la chorée.

Chorée des deux côtés, surtout à droite; depuis six semaines; un peu de parésie de la jambe droite; pas d'anesthésie. Cœur, avec souffle au premier temps à la pointe, se propageant dans l'aisselle.

Souffle vasculaire continu avec redoublement.

Traité par l'arséniate de soude, sort guéri le 11 mai.

OBSERVATION XV

(Personnelle et inédite).

C... Raoul, âgé de 10 ans, entre le 3 juillet 1890, dans le service de M. le professeur agrégé André Moussous, à l'hôpital des Enfants.

Parents non rhumatisants.

L'enfant n'a jamais eu de rhumatisme. Il est atteint d'une chorée des membres supérieurs et de la face.

Depuis quelque temps, il a des troubles de la mémoire et de la parole.

Paralysie du membre supérieur gauche.

Rien à la face. Tachycardie. Pas de souffle au cœur.

Traitement. — Antipyrine.

A partir du 15 juillet, on remarque une amélioration notable.

OBSERVATION XVI

(Personnelle et inédite).

C... Marthe, 9 ans, entre le 15 juillet 1890, dans le service de M. le professeur agrégé Moussous.

Mouvements choréiques dans tout le corps. Diminution très sensible de la force musculaire du bras gauche.

Sensibilité intacte.

Traitement par l'antipyrine à la dose d'un gramme par jour.

Sortie guérie au bout d'un mois de traitement.

II. Hémiplégies.

OBSERVATION XVII

(Todd).

Un garçon de 9 ans me fut amené en décembre 1848, avec des signes bien nets d'hémiplégie gauche; il traînait la jambe et avait une très grande faiblesse du bras; les muscles étaient en résolution. La face était très peu paralysée, il projetait la langue par poussées. J'appris qu'il avait été atteint de chorée affectant surtout le côté gauche pendant quelques semaines. Les mouvements choréiques existaient encore, mais à un très faible degré.

Le malade fut traité par le citrate de fer, les douches froides, la gymnastique, et, au bout de huit jours, il était presque bien. Il se rétablit parfaitement.

OBSERVATION XVIII

(Résumée)

(TODD).

Charlotte Plater, jeune servante, chlorotique, était admise salle Auguste, le 8 novembre 1854, avec des symptômes très accentués de chorée occupant le côté droit du corps seulement. Ni la malade, ni ses amis ne peuvent assigner de cause à l'attaque. Menstruation régulière, leucorrhée depuis six mois.

Deux jours après son entrée, les mouvements choréiques disparaissent tout à coup et laissent une paralysie musculaire du côté droit du corps. La chorée a en grande partie disparu ; il y a à peine une agitation des muscles de la face ou de la langue, mais en marchant, elle paraît maladroite de son pied droit.

Elle se plaint de l'engourdissement du bras droit, de la main et des épaules.

Régime fortifiant, ferrugineux. Lotions froides. Cinq semaines après ce traitement, elle était guérie.

OBSERVATION XIX

(TODD).

Un enfant de 5 ans, ayant joui d'une bonne santé, fut pris, 12 mois avant son admission à l'hôpital, d'un mouvement de tremblement des deux bras, sans que les jambes fussent atteintes. Ces tremblements durèrent pendant trois mois sans amélioration, quand un matin, pendant sa toilette, il devint hémiplégique du côté droit, la paralysie n'étant accompagnée d'aucune perte de connaissance.

Deux ou trois jours après cette attaque, les muscles du côté droit du corps furent pris de mouvements irréguliers de chorée et cet état se produisit sous mes yeux.

Traitement tonique. Il sort guéri le 17 novembre 1852, cinq semaines après son admission.

OBSERVATION XX

(Empruntée à Cadet de Gassicourt. *Revue des maladies de l'enfance*, 1889, page 442).

Un petit garçon de 4 ans m'était présenté à l'hôpital, le 15 février 1888. Cet enfant, d'une bonne santé habituelle, avait eu, dix-huit mois auparavant, une bronchite sévère accompagnée de délire et de mouvements convulsifs.

Le 10 janvier précédent, il avait eu un accès de fièvre qui avait duré cinq jours.

Enfin, le 25 janvier au soir, 21 jours avant que je ne le visse pour la première fois, il avait éprouvé un court étourdissement, et, le lendemain matin, il ressentait de la fatigue et de la faiblesse dans les deux membres droits, qui étaient agités, et quelques mouvements nerveux, saccadés. Puis peu à peu, la marche était devenue presque impossible.

Lorsque je le vis pour la première fois, le 15 février de l'année dernière, je constatai les symptômes suivants : la marche était extrêmement difficile, impossible même, si l'enfant n'avait pas été soutenu. Pendant la marche, le pied droit tournait en dedans et accrochait la jambe gauche, qui, elle-même, était un peu faible.

Le membre supérieur droit pendait inerte le long du corps; il était parfois agité de mouvements saccadés, mais peu étendus.

Enfin, en regardant attentivement, on constatait quelques mouvements convulsifs de la main gauche et quelques grimaces de la face à droite. Mais ces très légères secousses étaient à peine appréciables, si peu même que mes élèves hésitaient à en constater l'existence.

Aussi le diagnostic était celui-ci : Hémiplégie droite. Il s'agissait d'en déterminer la cause.

Trois hypothèses se présentaient à l'esprit : s'agissait-il d'une paralysie cérébrale, médullaire ou choréique ?

L'idée de paralysie médullaire, en d'autres termes, de paralysie atrophique de l'enfance fut aussitôt abandonnée; un seul renseignement fourni par la mère suffit : depuis le début de la maladie, la paralysie allait toujours s'aggravant. Quant à l'idée de paralysie cérébrale, elle ne me parut pas non plus soutenable ; il n'y avait jamais eu de paralysie faciale, le début n'avait pas été brusque, l'ictus manquait ainsi que les convulsions qui, chez l'enfant, marquent si souvent le début des paralysies de cet ordre.

Quant aux mouvements incoordonnés, on aurait pu, sans doute, les rattacher à une hémichorée cérébrale, mais, dans cette hypothèse, comment expliquer les grimaces de la face, et surtout les mouvements convulsifs de la main gauche ? Là enfin, j'étais sûr de les avoir constatés. Je conclus donc en diagnostiquant une chorée paralytique, malgré le jeune âge du petit malade (il avait seulement quatre ans, comme je l'ai dit). Je me réservais d'ailleurs de le revoir et de redresser mon diagnostic, s'il y avait lieu.

Mais, au second examen, qui fut fait 7 jours plus tard, le 22 février, le diagnostic, loin de s'infirmer, se confirmait au contraire. La paralysie, d'abord, était de plus en plus évidente. L'enfant se tenait à peine debout, et se heurtait à tous les objets. Il posait à terre le bord externe du pied droit, et, tous les deux ou trois pas, la pointe du pied s'accrochait soit au sol, soit à la jambe gauche. A chaque instant, une chute était imminente. Quant au bras droit, il était de plus en plus pendant et inerte; lorsqu'on présentait à l'enfant un objet, et qu'on lui ordonnait de le saisir avec la main droite, il prenait son bras droit avec sa main gauche pour le soutenir et le guider. Etendu sur un lit, le petit malade levait légèrement sa jambe droite, avec de petits mouvements saccadés; le bras droit soulevé retombait aussitôt par son propre poids. L'hémiplégie droite était donc très caractérisée.

Les symptômes choréiques étaient également certains. D'abord, quand l'enfant exécutait quelque action avec le bras gauche, on y constatait des mouvements saccadés très nets; la langue présentait aussi, de temps à autre, quelques mouvements incoordonnés, et l'incoordination s'accentuait sous l'influence de l'émotion et de la colère. Enfin, le caractère était changé : le petit malade était très irritable, un peu jaloux; il avait des moments de profond abattement, pendant lesquels il restait la tête penchée, triste et sans parole.

Ainsi, le diagnostic de chorée paralytique ne pouvait laisser de doute. C'était bien une chorée, dans laquelle les symptômes paralytiques étaient prédominants.

J'ordonnai l'antipyrine à la dose de 2 grammes; elle ne fut pas supportée et donna lieu à des vomissements. Je la remplaçai par l'arséniate de soude et les douches froides; traitement d'ailleurs beaucoup plus logique, car la première indication était évidemment de tonifier le malade.

Cependant, la maladie resta stationnaire, sans aggravation des mouvements choréiques ni de la paralysie pendant quinze jours. Puis, le 7 mars, je constatai une légère amélioration de la paralysie, l'incoordination restant la même. Par contre l'état général était beaucoup plus satisfaisant. L'appétit et le sommeil revenaient, les troubles physiques étaient amoindris; la jalousie diminuait, le caractère devenait plus doux, quoiqu'il y eût encore des accès de colère.

Trois semaines encore se passèrent dans le *statu quo*. Enfin, au bout de ce temps, une très grande amélioration se manifesta. L'enfant se baissait assez facilement pour prendre un objet à terre avec l'une ou l'autre main; il marchait presque sans difficulté, le caractère était plus calme; il ne restait plus que des traces de faiblesse à droite et d'incoordination.

Depuis lors, je n'ai pas revu l'enfant; il a certainement guéri à bref délai. La durée totale de la maladie aura été d'environ trois mois.

OBSERVATION XXI

(Dr Gaucher).

L... (Victoire), âgée de 11 ans, entrée le 25 mars 1879, à la salle Sainte-Geneviève, hôpital des Enfants.

Seconde atteinte. La première fois malade pendant un mois.

Pas de rhumatisme, ni de scarlatine.

Parésie du côté gauche. Mouvements peu marqués.

Sort guérie le 6 avril.

OBSERVATION XXII

(Eichhorst, *Handbuch der speciellen Pathologie und Therapie*, 3e vol., 1887).

Jeune fille atteinte de chorée compliquée d'une paralysie avec atrophie des muscles des membres supérieur et inférieur du côté gauche. La guérison s'opéra, mais lentement sous l'influence d'un traitement électro-thérapique.

OBSERVATION XXIII

(Raymond. Soc. méd. des hôpitaux, 16 mai 1890).

Chorée molle chez un garçon de 17 ans, précédée par des douleurs, de la fièvre et par une croissance de 7 centimètres en 28 jours. — Monoplégie et atrophie musculaire du bras gauche.

Kontzdorff, Pierre, âgé de 17 ans, journalier, est entré dans mon service à l'hôpital Lariboisière, le 28 avril 1890.

Antécédents héréditaires. — Les grands-parents étaient Luxembourgeois; il n'a aucun renseignement sur eux. Son père avait des rhumatismes chroniques. Il est mort hémiplégique et aphasique, deux mois après une hémorragie cérébrale. La mère est bien portante, elle est très nerveuse mais sans crise hystérique. Il a un frère et une sœur en bonne santé.

Antécédents personnels. — A l'âge de 18 mois, il se brûle la face palmaire de la main gauche dans un bain d'étain fondu; depuis lors, il a des brides cicatricielles empêchant l'extension complète des doigts de cette main, il a la main en cuvette. Il affirme qu'avant le début de sa maladie actuelle son membre supérieur gauche était aussi fort et aussi bien développé que le droit. Il a toujours eu une bonne santé, n'a jamais eu d'antécédents strumeux. Jusqu'à l'âge de 14 ans, caractère triste, mélancolique.

Histoire de la maladie. — Au commencement de janvier, il est pris de douleurs articulaires aux genoux, aux cous-de-pied, aux coudes, aux poignets, avec fièvre et gonflement de ces articulations; plus de douleurs aux épaules. Il garde le lit quinze jours, puis reprend son travail (il était employé à l'usine Lesage à Aubervilliers, dans la fabrication des engrais) mais il est obligé d'interrompre son travail de temps en temps, pendant un jour ou deux, à cause des douleurs légères aux articulations, et d'une faiblesse dans les membres avec gonflement des malléoles le soir; il avait commencé à grandir, mais lentement, en janvier.

Vers le milieu de mars, il était à peu près rétabli de ses malaises, il ne lui restait qu'un peu de faiblesse dans les bras (dont il s'apercevait à ce fait qu'il ne pouvait plus lever le même poids sur sa pelle), lorsqu'il se mit a grandir très rapidement, de 7 centimètres, du 15 mars au 22 avril. Cette croissance rapide est marquée, au début, par quelques douleurs juxta-épiphysaires qui l'obligent de nouveau à interrompre son travail de temps en temps. Puis, dans les premiers jours d'avril, il s'aperçoit que sa main gauche, dans sa totalité, est animée de mouvements involontaires qui s'étendent bientôt à l'avant-bras : mouvements de pronation et de supination irréguliers, convulsifs, auxquels les doigts ne prennent aucune part. Trois ou quatre jours après le début de ces mouvements, il éprouve une douleur subite, subaiguë, partant du sein gauche et s'étendant transversalement jusqu'à l'omoplate sans irradiation vers l'épaule.

Dès le début du tremblement, la parole devient difficile; le malade bredouille comme un homme ivre, suivant sa comparaison, et ses troubles laryngés ont augmenté peu à peu, au point que les personnes qui l'approchaient habituellement étaient obligées de lui faire répéter plusieurs fois les mots pour arriver à les comprendre.

Huit jours après le début des mouvements choréiques, le bras gauche devient plus faible, il ne peut bientôt plus manier sa pelle qui glisse de sa main; et, en même temps, débutent des mouvements choréiques dans le membre inférieur gauche : flexion incomplète, involontaire, et extension de la jambe. Il travaille encore tant bien que mal pendant quelques jours, puis, les tremblements augmentant ainsi que la faiblesse du bras et de la jambe gauches, il cesse tout travail le 19 avril. A cette époque, les mouvements choréiques étaient presque continuels dans les deux membres, et la moitié gauche de la face commençait aussi à être agitée; aussitôt qu'il saisissait un objet, celui-ci lui échappait de la main. Sa mère, qui l'a observé pendant la nuit, lui dit qu'il ne tremblait pas pendant le sommeil. Le 21 avril, le poignet tombe, le malade ne peut arriver à le redresser, la main est pesante; la jambe gauche s'est considérablement affaiblie, la marche est difficile, le malade fléchit sur cette jambe. Puis, le 24 avril, au soir, l'épaule et le bras sont envahis par la paralysie qui est totale et complète au membre supérieur gauche; le malade ne peut plus qu'à peine relever le bras et esquisser ce mouvement d'élévation. La jambe gauche est très parésiée, il ne peut marcher sans le secours d'un aide.

Le 25 avril, il entre dans le service de M. Gougenheim. Le jour de son admission à l'hôpital, il est pris de douleurs dans l'épaule gauche, douleurs qui vont en s'accentuant, au point de l'empêcher de dormir; elles se sont calmées au bout de quatre jours.

Le 28 avril, il entre à la salle Bouley, n° 2 *bis*.

Etat actuel. — 28 avril 1890 : Le malade a la face grimaçante, tiraillée par des tics convulsifs qui prédominent à gauche. La parole est embarrassée, un peu bredouillante, toutefois elle est intelligible; par instants, il y a une certaine difficulté, une sorte d'hésitation à prononcer un mot ou deux, un léger bégaiement, puis les mots suivants sont émis normalement. Il n'y a ni déviation, ni tremblement de la langue. Le malade fait remarquer que es troubles de la parole ont diminué depuis trois ou quatre jours.

Tout le membre supérieur gauche est animé de mouvements choréiques; une série de secousses de peu d'amplitude, se reproduisant à plusieurs secondes d'intervalle, impriment au membre de légers mouvements de flexion et d'extension du bras et de l'avant-bras, de rotation en dehors et en dedans, de pronation et de supination et de relèvement, puis de chute du poignet; parmi les doigts, seuls l'index et le médius sont animés de légers mouvements de latéralité à peine perceptibles. Les mouvements se font sans aucune régularité.

La main porte, à la face palmaire, les brides cicatricielles de la brûlure ancienne; elle est en cuvette. Les muscles des éminences thénar et hypothénar sont notablement atrophiés. Les muscles de l'avant-bras et du bras sont atrophiés en masse, sans que l'atrophie semble atteindre des groupes particuliers, sauf pour le triceps dont la diminution de volume est de beaucoup la plus marquée. Le deltoïde est atrophié; les pectoraux et les muscles scapulaires semblent normaux.

Mensuration. — Circonférence du bras, au niveau du creux axillaire : à gauche, 26 centimètres et demi; à droite, 30 centimètres et demi.

Circonférence du bras à son milieu : à gauche, 21 centimètres; à droite, 22 centimètres et demi.

Excitabilité mécanique des extenseurs des doigts exagérée. Force dynamométrique nulle à la main gauche. Réflexes tendineux du coude, normaux des deux côtés. Les mouvements d'extension du poignet, d'élévation du bras sont impossibles; à peine peuvent-ils être légèrement esquissés; le bras retombe aussitôt inerte. La flexion du bras se fait incomplètement et péniblement et ne peut non plus être maintenue. La main ne peut être maintenue en supination, elle retombe aussitôt en pronation.

A la main et à l'avant-bras gauches, la température est sensiblement plus basse que du côté opposé.

A l'examen électrique : Pas de modification de l'excitabilité galvanique des muscles du bras gauche.

L'excitabilité faradique est un peu diminuée aux éminences thénar et hypothénar gauches. Elle est normale dans le premier et dans les troisième et quatrième interosseux dorsaux, tandis qu'elle est notablement exagérée dans le deuxième interosseux (l'index et le médium étant les seuls doigts où siègent les mouvements choréiques). Diminuée très légèrement dans les fléchisseurs des doigts et du poignet et dans les cubitaux. Légèrement augmentée dans les extenseurs des doigts, dans les radiaux et dans le triceps (qui pourtant est atrophié). Normale dans le deltoïde et le biceps.

Membres inférieurs : La jambe droite a conservé toute sa force, il n'y a pas de mouvements choréiques. La jambe gauche est très faible; le malade ne peut se soutenir sur elle et est obligé de se servir d'un aide pour marcher très lentement et presque sans s'appuyer sur cette jambe qui lui paraît lourde, mais cette parésie est moins accentuée qu'au bras gauche. Cette jambe est animée de mouvemeuts choréiques de flexion et d'abduction, moins étendus que ceux du bras.

Mensurations : Circonférence de la jambe au milieu du mollet, à gauche, 27 cent. 1/2; à droite, 28 cent. 1/2.

La circonférence des cuisses est égale des deux côtés.

Réflexes rotuliens très diminués.

Au cœur, léger souffle systolique à la pointe; un peu d'hypertrophie.

La colonne vertébrale n'est pas déviée. Point douloureux à la pression sur la dernière apophyse cervicale et dans la gouttière vertébrale droite au niveau des dernières dorsales. Sensibilité normale sous tous ses modes. Pas de troubles de la vue.

4 mai : Diminution de la paralysie; en faisant un effort, le malade élève le bras jusqu'à la position horizontale, mais il ne peut l'y maintenir; il plie le poignet, mais n'y a aucune force. Il ne peut maintenir le dynamomètre dans la main gauche ; pendant qu'il presse de cette main, il est obligé d'y soutenir l'instrument avec la main droite. Force dynamométrique : main droite, 24 kilog.; main gauche, 8 kilog.

Les mouvements choréiques des bras n'ont pas subi de modifications ; à la fin ils sont devenus plus rares ; la parole est plus facile et peu hésitante. La parésie de la jambe gauche est très atténuée, le malade est encore faible sur cette jambe, dans laquelle les mouvements choréiques sont aussi moins fréquents et moins étendus qu'à son entrée dans son service. La marche est possible sans le secours d'aucun aide.

14 mai : Pas de modification du côté des bras. Les mouvements choréiques de la face ont presque disparu, à peine de temps en temps existe-t-il une légère difficulté à prononcer un mot, une syllabe. La jambe gauche est plus forte et le malade peut se promener; les mouvements choréiques sont notablement diminués d'amplitude et de fréquence.

III. Paralysies généralisées.

OBSERVATION XXIV

(Résumée).

(Docteur West).

Lucy F..., 7 ans, admise à l'hôpital le 15 novembre 1872 et sortie le 18 mars 1873.

Chorée molle: pas de lésions cardiaques. Les symptômes de la maladie datent de 7 mois. Guérison lente.

L'attaque a débuté par un changement dans le caractère, suivi de peur, d'irritabilité, puis, au bout de trois semaines, apparurent quelques mouvements dans les bras et les yeux. Elle entre à l'hôpital Saint-Barthélemy. Cet état est bien vite suivi de paralysie musculaire, et même c'est cette paralysie qui domine la scène pendant toute la durée de l'affection.

Le 12 février, la force commence à revenir dans les jambes. En même temps, les mouvements choréiques s'accusent davantage.

OBSERVATION XXV

(Docteur West).

Elisabeth R.,., âgée de huit ans, admise à l'hôpital le 5 octobre 1881.

Elle a eu la rougeole et la fièvre scarlatine il y a un an. Depuis deux mois, les doigts sont agités de mouvements convulsifs, elle fait des faux pas en marchant, puis la figure grimace. Son état empire rapidement.

A son entrée : enfant pâle, mal développée. Pupilles égales et grandes. Mouvements choréiques des bras, des jambes et de la face peu violents. Ce qui domine, c'est le manque de force. Elle repose inerte dans les bras de sa mère, la tête pendant en arrière, les bras flasques aux côtés du corps. Impossibilité de marcher, de s'asseoir, de manger, de parler.

Traitement par la noix vomique, puis par l'arsenic. Amélioration très lente. Rechute au bout d'un mois qui la retint plusieurs mois à l'hôpital. Elle finit par guérir complètement.

OBSERVATION XXVI

(Ch. West. *Loc., cit.*).

En janvier 1872, fut admise à l'hôpital des Enfants, une petite fille atteinte de chorée, augmentée à la suite d'une peur.

Diminution des mouvements choréiques. L'enfant ne peut plus se tenir debout, ni manger seule, ni parler. Décubitus dorsal. Impossibilité de s'asseoir, de prendre les aliments, de tirer la langue.

Pouls : 120, faible, très irrégulier. Prolongation du premier bruit du cœur.

Aphonie presque complète. Pendant quinze jours elle reste stationnaire.

Traitement par la noix vomique. Guérison au bout de dix semaines.

OBSERVATION XXVII

(Dauchez, obs. VII de la thèse d'Ollive).

L..., âgé de 14 ans, entre le 20 juillet, salle Saint-Jean, nº 12, dans le service du docteur Labric à l'hôpital des Enfants-Malades. Il a déjà fait deux séjours à l'hôpital, une première fois au mois de juin 1882 pour une légère attaque de chorée sans troubles paralytiques, bientôt suivie d'une endopéricardite rhumatismale des plus graves. Une seconde fois, à la fin de juillet 1882, notre petit malade se présente à la consultation pour des douleurs articulaires avec œdème malléolaire, dont il souffre dans les genoux et les mains; à la pointe du cœur, bruit de souffle rude correspondant à la systole ventriculaire. Enfin L... nous est ramené une troisième fois le 20 juillet. Les renseignements d'ailleurs très précis que donne notre jeune malade sont les suivants : Peu de jours après sa rentrée à l'école, de nouvelles douleurs articulaires reparaissaient dans les genoux et les mains; à peine cette crise fut-elle calmée que l'enfant s'aperçut d'un affaiblissement très marqué des bras et des jambes; en même temps apparaissaient, du côté de la langue et du larynx, des troubles fonctionnels analogues, savoir : une gêne notable dans les mouvements de la langue l'empêchant de parler, un abaissement très marqué du timbre de la voix. Bientôt la marche devient impossible et le malade, soutenu par deux aides, nous est amené; sa pâleur est extrême et sa faiblesse est telle qu'il tombe à terre en arrivant dans la salle.

A la visite du soir l'enfant se plaint de douleurs qu'il ressent, sous forme d'élancements, dans les articulations métacarpo-phalangiennes du côté gauche. Il est à peu près impossible de constater l'incoordination des mouvements de la chorée; pourtant, ceux-ci sont déjà perceptibles au brusque effort que fait l'enfant pour étendre la jambe.

Les mains, la face et les bras sont absolument immobiles au repos; si l'on provoque des mouvements, il existe bien un peu d'incertitude avant d'arriver au but, mais la faiblesse du membre prime encore les troubles moteurs. Le bras droit peut être levé, mais ne peut pas être soutenu en l'air au delà d'une minute. Quant aux doigts, ils sont très inhabiles et surtout très faibles.

Il est absolument impossible à l'enfant de tenir entre ses doigts une cuillère, de serrer la main; en outre, on note une atrophie très accentuée des masses musculaires de la main avec aplatissement des muscles des éminences thénar et hypothénar.

Ceux-ci répondent parfaitement à l'excitation faradique.

Pas d'anesthésie. Il existe plutôt de l'hyperesthésie. Les urines ne renferment pas d'albumine. Apyréxie.

En somme, parésie très nette des deux jambes, des membres supérieurs, troubles fonctionnels passagers de la langue, amyotrophie des deux mains chez un rhumatisant.

OBSERVATION XXVIII

(Charcot. Leçons du mardi. — 6 décembre 1887).

Malade atteint d'une chorée paralytique. Il avait une telle faiblesse dans les membres qu'après avoir été agité quelque temps par des troubles nerveux, il ne pouvait plus se lever; de plus, il était complètement muet, et ce qui dominait chez lui, c'était l'état paralytique.

OBSERVATIONS XXIX et XXX

(Charcot. Leçons du mardi. — 6 décembre 1887).

Il s'agissait de deux enfants de la même famille, une grande fille et un grand garçon de 15 à 16 ans. Les parents étaient rhumatisants. Tous les deux, le frère et la sœur, étaient atteints de chorée. Le petit garçon avait la chorée vulgaire. Mais il avait dans les jambes une faiblesse telle qu'il ne pouvait se lever (1). Il était sur un fauteuil, faisant ce bruit des lèvres particulier à ces malades. La paralysie n'était que dans les jambes. La sœur, grande fille de 16 à 17 ans, était couchée dans son lit. Je lui demandai ce qu'elle avait, elle fit : Non! non! je lui pris la tête, elle retomba comme un chiffon. J'interrogeai une autre sœur qui était là. Il y avait deux mois que cela durait. La maladie avait pris tous les caractères d'une chorée paralytique complète. Et, à côté, le garçon avait une chorée dont la paralysie n'était qu'un fait accessoire.

---

(1) Il s'agit ici d'une paraplégie. Nous n'avons pas voulu dissocier ces observations.

OBSERVATION XXXI

(CHARCOT. Leçon du mardi. — 11 décembre 1888).

Chorée molle chez un enfant de 12 ans. Hérédité nerveuse. Grand'mère maternelle atteinte de chorée à 12 ans, mélancolique. Père ataxique. Son père rhumatisant.

Chorée remontant à quatre mois avec dépression du caractère, insomnie, indolence. Il y a trois semaines, l'enfant a failli être écrasé par une voiture : c'est depuis cette époque qu'il est devenu paralysé.

OBSERVATION XXXII

(Empruntée à CADET DE GASSICOURT. Chorée paralytique. — *Revue des maladies de l'enfance*, octobre 1889).

Chorée généralisée ou chorée molle.

Une petite fille de 6 ou 7 ans, très nerveuse, candidate à l'hystérie, était atteinte depuis quinze ou vingt jours d'une chorée très intense. Le médecin, homme très distingué, le Dr Hippolyte Hirtz, n'était pas parvenu à calmer complètement la malade, et les parents, affolés, appelèrent près de leur enfant je ne sais quel médecin étranger qui se hâta d'accourir en promettant la guérison.

C'était l'époque où le sulfate d'ésérine jouissait d'une certaine réputation contre la chorée. Notre homme se hâta de faire, j'ignore à quelle dose, une injection sous-cutanée du médicament, qui eut pour résultat immédiat d'amener un profond collapsus. Il fut même tel que notre honorable confrère reprocha amèrement aux parents de ne pas l'avoir averti de la faiblesse de l'enfant. Aussi fut-il trop heureux de s'esquiver dès que l'arrivée du Dr Hirtz, appelé en hâte, lui permit de disparaître sans être aperçu.

Naturellement, le Dr Hirtz demanda une consultation et me fit l'honneur de me désigner. En arrivant le lendemain, je trouvai l'enfant étendue sur le dos, absolument inerte, les quatre membres dans un état de résolution complète. Lorsqu'on soulevait le bras ou la jambe, le membre retombait par son propre poids; si on passait la main dans la tête pour relever la malade, elle s'effondrait pour ainsi dire sur l'oreiller, comme un véritable chiffon; on était, en un mot, en présence d'une paralysie statique généralisée. J'ajoute que la bouche s'ouvrait avec peine, non par rigidité, mais par flaccidité des muscles masséters. Aussi l'enfant était-elle très difficile à alimenter ; on avait dû avoir recours aux lavements nutritifs. Cependant, de temps à autre, quelques fugaces mouvements incoordonnés des mains, quelques grimaces légères de la face ou des lèvres rappelaient encore la chorée vulgaire. Les attouchements et les piqûres étaient à peine sentis.

En présence d'une semblable situation, on devait faire la part de l'empoisonnement par le sulfate d'ésérine et du collapsus qui en est un des symptômes, le diagnostic s'imposait d'autant plus que les pupilles étaient violemment contractées. Mais tout n'était pas attribuable à l'action du poison et la preuve nous en fut bientôt donnée par la prolongation des accidents qui durèrent plus de quinze jours sans amélioration sensible ; or, on sait que le collapsus causé par l'ésérine a une durée infiniment plus courte et qu'il se termine en quelques heures, tout au plus en un ou deux jours, par la mort ou par la guérison.

Les symptômes paralytiques s'amendèrent pour faire place à une incoordination nouvelle des mouvements qui resta toujours médiocre, et enfin, la malade finit par guérir mais conserva longtemps de la parésie au membre inférieur droit.

OBSERVATION XXXIII

(Résumée).

(Ollivier, *Id.*)

Le 19 septembre 1884, entrait, salle Sainte-Elisabeth, n° 9, Louise L..., âgée de 8 ans. Cette enfant, issue de parents et de grands-parents rhumatisants, était restée jusqu'à ce jour indemne de toute douleur articulaire ou musculaire.

Le 20 août précédent, sans cause appréciable, elle avait été prise de mouvements choréiques qui n'avaient pas tardé à envahir successivement les membres du côté droit, puis ceux du côté gauche, et, en dernier lieu, la face et la langue. Conduite à l'hôpital Trousseau, elle y resta une quinzaine de jours; au bout de ce temps, sa mère vint la reprendre; elle remarqua à ce moment que son enfant avait les jambes molles et qu'elle marchait difficilement, tandis qu'elle pouvait, par contre, tenir sa tête parfaitement proite.

A l'examen, chorée généralisée, de moyenne intensité, avec paralysie incomplète des quatre membres et plus accusée à gauche, ainsi que des muscles du cou.

Traitement : Bromure de potassium, arséniate de soude, fer, bains sulfureux, douches froides et courants continus.

Le 20 novembre, aggravation.

A la fin de décembre, les mouvements incoordonnés avaient perdu de leur intensité; mais, en revanche, la paralysie avait fait des progrès. Elle s'était étendue à la langue. La malade ne pouvait la tirer hors de la bouche ni articuler une parole. L'émission des sons était également presque nulle. La tête était devenue vacillante par suite de la paralysie des muscles du cou. Les quatre membres retombaient absolument inertes lorsqu'on les soulevait. Et cependant les muscles étaient parfois agités de mouvements choréiques. Les réflexes tendineux étaient notablement affaiblis, mais la sensibilité générale, dans ses diverses modalités, de même que la contractilité électrique, était conservée.

Si la langue était paralysée, le pharynx ne l'était pas, car la malade avalait facilement les aliments liquides. La respiration était régulière, le pouls normal ainsi que le cœur. Il n'y avait pas de fièvre. Seulement l'émission des urines et des matières fécales devenait involontaire.

Deux mois après, la petite malade quitte l'hôpital complètement guérie.

OBSERVATION XXXIV

(Résumée).

(Ollivier, *Id.*).

Marie Ch..., âgée de 7 ans, est admise le 19 décembre 1885, salle Sainte-Elisabeth, n° 7. Son père est rhumatisant et sa mère migraineuse. A cinq ans, elle a eu des douleurs articulaires assez vives, auxquelles succéda une chorée de moyenne intensité et dont la durée fut de trois mois.

Trois semaines avant son admission, la malade avait été reprise de mouvements incoordonnés suivis bientôt d'un affaiblissement musculaire qui envahit successivement les quatre membres, puis la langue et les muscles du larynx. Articulation des mots impossible. Aphonie complète.

A l'entrée, réflexes rotuliens affaiblis. Sensibilité générale intacte. Pouls à 56; temp. axillaire 37° 2. Depuis deux jours, les urines et les matières fécales sont rendues involontairement.

Après diverses alternatives d'aggravation et d'amélioration, les mouvements choréiques finissent par disparaître vers le milieu de février. Quant à la paralysie, elle persiste avec les mêmes caractères pendant un mois, puis cède peu à peu. L'enfant quitte l'hôpital le 30 mars.

OBSERVATION XXXV

(Résumée).

(Ollivier, *id.*).

N..., Georgette, 5 ans, entre aux Enfants-Malades, le 26 mars 1890.

Une de ses tantes aurait eu la chorée.

Il y a dix jours, la petite malade fut prise de spasmes d'abord à la face, puis au bras et à la jambe gauches, enfin aux membres du côté opposé.

A son entrée, on constata une chorée vulgaire siégeant aux membres et à la face. Il n'existe aucune trace de paralysie. Les réflexes tendineux paraissent affaiblis; pas de troubles de la sensibilité générale ni spéciale.

Fonctions intellectuelles intactes. Le cœur, les poumons, les organes digestifs ne présentent rien d'anormal. La miction est régulière.

Sous l'influence du chloral et de l'arséniate de soude, les mouvements incoordonnés diminuent peu à peu d'intensité. Mais, le 12 mai, l'enfant ressent un malaise général, elle se plaint d'une pesanteur de sa jambe gauche qu'elle soulève moins facilement que la droite. Trois jours plus tard, la paralysie s'est étendue aux quatre membres (bains sulfureux, électricité, noix vomique).

Le 24, apparition sur les jambes de plaques érythémateuses d'un rouge foncé, un peu douloureuses, ne s'effaçant pas complètement sous la pression du doigt. Les jours suivants, elles pâlissent et prennent une teinte jaunâtre.

Le 31, éruption papuleuse analogue des membres et du tronc. Ni démangeaison, ni fièvre.

Le 1er et le 2 juin, l'éruption devient plus confluente. Pouls 120. T. axillaire 37°8; pas de troubles digestifs.

Le 3, cette éruption polymorphe commence à pâlir et, au bout de deux jours, elle avait disparu.

Le 9, les mouvements choréiques ont complètement cessé. La paralysie n'a pas atteint d'autres parties. Elle est restée limitée au système musculaire. Réflexes rotuliens notablement affaiblis.

Quelques jours plus tard, la mère, obligée de quitter Paris, emmène son enfant, bien que non guérie.

OBSERVATION XXXVI

(Résumée).

(Ollivier. *Loc. cit.*)

Chorée d'origine indéterminée. — Récidive au bout de deux ans et, à chaque attaque, paralysie des quatre membres. — Paralysie choréique des membres et du cou. — Maladie des enfants.

P... (Julienne), 6 ans, admise à l'hôpital le 20 octobre 1886.

Antécédents héréditaires. — Grand'mère paternelle nerveuse et rhumatisante. Mère égalcment nerveuse; avait eu des gastrorrhagies probablement supplémentaires.

Il y a deux ans, sans cause appréciable, chorée généralisée qui dura six mois et se compliqua d'une parésie des membres inférieurs. A la fin d'août, les mouvements incoordonnés reparaissent et se généralisent.

Au moment de l'entrée : agitation très prononcée des muscles des bras, des jambes, de la face et de la langue ; l'articulation des mots est presque impossible. La voix est notablement affaiblie. Grincement des dents depuis quelques jours.

Les réflexes rotuliens semblent conservés. Pas de troubles sensitifs.

La respiration est très inégale. Elle s'arrête parfois en pleine inspiration. Les battements du cœur sont irréguliers ; leur fréquence n'est pas toujours la même, mais on n'entend pas de bruits anormaux. Alimentation liquide seule possible. Miction et garde-robe normales.

Pas de troubles psychiques.

Traitement : Bromure de potassium et arséniate de soude à dose graduellement croissante.

Un mois plus tard, aggravation des mouvements choréiques. Pâleur et amaigrissement accentués.

A ce moment apparurent de nouveaux symptômes observés déjà lors de la première attaque de chorée : les troubles paralytiques. La tête de l'enfant commença à retomber, tantôt d'un côté, tantôt de l'autre, par suite de la paralysie complète des muscles du cou. Puis l'affaiblissement paralytique s'étendit aux quatre membres. En même temps, l'auscultation permit de constater de temps en temps un léger bruit de souffle systolique à la pointe ainsi qu'une irrégularité passagère du pouls.

Le 28 novembre 1886, chorée généralisée. Troubles de la parole très prononcés ; à peine quelques mouvements grimaciers des lèvres lorsqu'elle veut articuler un son. Mouvements convulsifs de la bouche et de la langue.

Spasmes bilatéraux des commissures labiales. Pas de paralysie des muscles moteurs de l'œil. Les pupilles sont égales, mais dilatées. Elles réagissent normalement.

Les muscles du cou sont paralysés. Sa tête oscille comme celle d'un cadavre qu'on cherche à soulever. Les quatre membres, les supérieurs surtout, sont aussi atteints par la paralysie; si on soulève ces derniers, ils retombent inertes et l'enfant ne peut les élever au-dessus de son lit. Pas d'incontinence des urines ni des matières fécales. Les muscles répondent très bien à l'électrisation faradique. La sensibilité générale n'est pas non plus altérée. Vue, ouïe, odorat intacts. Réflexes rotuliens plutôt exagérés. Quelques irrégularités du cœur. Respiration saccadée et parfois suspicieuse. Rien ailleurs, sauf deux plaques de pelade du cuir chevelu;

OBSERVATION XXXVII

(Docteur Jacob).

Il s'agit d'une petite fille âgée de 7 ans; dans la quinzaine qui avait précédé son entrée à l'hôpital, elle avait été agitée de mouvement choréiques constants des deux côtés du corps. A son entrée, le 6 décembre, les mouvements choréiques étaient continus et violents; elle parlait avec difficulté, et ne pouvait dire que *Yes.*

Cet état se prolongea jusqu'au 20 janvier, c'est-à-dire pendant deux mois environ depuis le début de la maladie. Ce jour-là, les mouvements incoordonnés se calmèrent, mais pour faire place à une paralysie ou plutôt à une parésie généralisée. L'enfant ne semble pas sentir les attouchements ni les piqûres; c'est à peine si elle remue les bras; elle ne peut rien saisir. Elle ne prononce pas un mot, quoiqu'elle mange et avale bien. Deux jours plus tard, elle prononça son nom quoique avec difficulté. Le 24 janvier, elle peut étendre les jambes, mais non les fléchir. Le 31 janvier, elle commence à se tenir debout avec un aide. Enfin elle est complètement guérie et part en convalescence le 25 février, plus d'un mois après le début de la paralysie, trois mois après celui de la chorée.

OBSERVATION XXXVIII

(Gowers).

Ellen B..., 14 ans, vue le 25 mars 1880. Perte de force du bras gauche. Bras pendant. Elle n'essayait pas de s'en servir. Par un effort, elle réussissait à le soulever, mais n'y conservait que très peu de force. Jambe forte. Rien à la face. Quelques petits mouvements spasmodiques du bras. Quelques soupirs de temps à autre. Rien au cœur. Au bout de deux mois, mouvements choréiques nets au bras droit, mais sans perte de force.

Admise à l'hôpital le 15 mars 1880 : mouvements du bras droit cessent et bras gauche devient plus fort, mais des spasmes choréiques nets s'y produisent.

OBSERVATION XXXIX

(Gowers).

Emma D..., 9 ans, vue en mai 1859. Faiblesse du bras gauche, qui pend inerte, survenue d'une façon graduelle. Pas de mouvements spontanés; cependant, quand on prenait les mains, on sentait que les mouvements des doigts n'étaient pas tout à fait réguliers. Spasmes, surtout dans la jambe gauche. Pendant les premières semaines de la maladie, il y eut aussi des mouvements spontanés qui avaient diminué à mesure que la faiblesse augmentait. Bruit très rude à la mitrale. Strychnine; guérison au bout d'un mois.

III

Paralysies suivant la chorée ou postchoréiques.

Les paralysies postchoréiques sont celles que l'on rencontre le moins souvent.

Elles peuvent débuter comme les autres, soit d'une façon brusque (Bouchaud), soit d'une façon insidieuse et c'est ce qu'on voit ordinairement.

Comme les autres espèces de paralysies choréiques elles peuvent être monoplégiques, hémiplégiques, généralisées, mais elles affectent surtout la forme paraplégique.

Dans tous les cas, les symptômes de la paralysie sont ceux que nous avons déjà décrits. Le seul fait important, c'est que la paralysie existe seule, les mouvements choréiques qui ont disparu ne reparaissent plus.

Au bout de combien de temps se montre la paralysie postchoréique ?

Il est difficile d'indiquer un nombre moyen de jours ou de semaines, mais, le plus souvent, elle ne se fait pas attendre longtemps (une ou deux semaines, quelquefois moins, quelquefois plus). Les observations ne sont pas assez nombreuses pour nous permettre d'établir une loi.

Les *réflexes rotuliens* sont abolis, sauf dans un cas de Bouchaud où ils étaient exagérés.

On n'a jamais observé de troubles de la défécation ou de la miction. Rien du *côté des pupilles*. Pas *d'anesthésie*, pas de *troubles trophiques* ni *vaso-moteurs*, autant de caractères qu'on retrouve dans les autres paralysies choréiques. Aussi nous évitons de nous y appesantir.

Le *début* de la paralysie postchoréique est graduel ou brusque. Lorsque la maladie est arrivée à sa période d'état, elle y demeure un certain temps puis les mouvements reviennent peu à peu ; jamais on n'a noté de *terminaison* brusque comme dans les paralysies hystériques. La *durée* de ces paralysies est variable, il faut compter en général deux mois au moins. Mais, ce qui est rassurant, c'est que la guérison est le seul mode de terminaison.

OBSERVATION XL

(Charcot).

Paralysie généralisée.

La petite X..., alors âgée de 12 ans, vue en 1879 avec le docteur Leven. Elle sortait d'avoir une chorée assez intense avec endocardite. Mais le fait étrange était une paralysie des quatre membres, telle que l'enfant se tenait difficilement debout et pouvait à peine lever les bras en l'air, et que, sur un canapé, sa tête retombait inerte. Tous les membres flasques, pas d'atrophie, pas de traces d'anesthésie ou de raideur, pas de réflexes tendineux.

Malgré l'endocardite, j'ai conseillé les linges mouillés, après cela l'hydrothérapie, aussitôt que la marche fut redevenue possible; guérison complète, mais la petite malade a succombé deux ou trois ans après à la maladie de cœur.

OBSERVATION XLI

(Résumé).

(Empruntée à J.-B. Bouchaud. *Revue des maladies de l'Enfance*, décembre 1888 et janvier 1889).

D..., Marie, âgée de 3 ans et demi, est amenée à notre consultation le 3 mai 1887.

Elle paraît fort bien constituée et assez développée pour son âge. Sa santé a toujours été bonne; pas de maladie à signaler depuis sa naissance.

Son père, d'une bonne santé habituelle, a eu, il y a un an, un rhumatisme articulaire aigu d'une assez grande violence; il fut obligé d'entrer à l'hôpital où il resta quatre semaines. Quatre attaques semblables surviennent dans le courant de l'année 1887, mais elle durent beaucoup moins, une à deux semaines seulement, grâce à l'emploi du salicylate de soude qui, administré dès le début, arrête la maladie dans son évolution.

Du côté paternel, la grand'mère vit encore; elle a 83 ans et se porte très bien; le grand'père est mort depuis longtemps et on ne peut nous renseigner sur la maladie à laquelle il a succombé.

La mère est faible, délicate et scrofuleuse; elle a subi une amputation de la jambe droite au-dessus du genou, pour une tumeur blanche du cou-de-pied. Quand à la grand'mère et au grand'père maternels, il sont morts phtisiques, paraît-il.

L'enfant qu'on nous présente a été prise de mouvements choréiques, il y a un mois environ. Le début a été lent et graduel; l'agitation est arrivée à son maximum d'intensité depuis quelques jours seulement. Les quatre membres sont atteints; mais le côté droit l'est plus que le côté gauche, et les membres supérieurs le sont plus que les membres inférieurs. A la face, on n'observe que de très légers mouvements convulsifs et par instants seulement. Pendant le sommeil, l'agitation se calme sans cesser complètement.

Quoique intelligente, D... est trop jeune pour être capable de décrire les sensations qu'elle éprouve; on a constaté néanmoins que son caractère a entièrement changé; non seulement elle n'a plus sa gaieté ordinaire, mais elle est en outre difficile, irritable, chagrine.

Elle prend peu de nourriture; son appétit est faible, capricieux; aussi a-t-elle pâli et perdu de ses forces.

A l'auscultation, on ne constate, à la région du cœur, aucun bruit anormal.

Le 15, un rhumatisme aigu généralisé se déclare et, à mesure que les articulations étaient prises, elles cessaient d'être le siège de mouvements choréiques. Traitement par le salicylate de soude.

Le 24, dès les premières doses de salicylate de soude, l'enfant s'est trouvée considérablement soulagée et l'amélioration s'est maintenue.

Les douleurs sont presque nulles. On peut imprimer des mouvements aux articulations sans causer la moindre souffrance et les mouvements volontaires sont faciles.

Les genoux, ainsi que les autres articulations, ne sont plus enflés. Mais l'anémie a fait des progrès; la peau et les muqueuses sont entièrement décolorées. L'appétit est faible, presque nul.

Ce qui attire surtout notre attention, c'est l'existence d'une paraplégie très nette; l'enfant est incapable de marcher, elle ne peut même se tenir debout à moins d'être fortement soutenue. Elle peut cependant remuer les jambes, quand elle est couchée, ou quand on la soulève en la saisissant sous les aisselles.

Cette paraplégie a débuté brusquement pendant la nuit. La veille, l'enfant marchait; le matin au réveil, on s'est aperçu qu'elle ne pouvait plus se tenir sur les jambes.

Elle ne se plaint d'aucune douleur; la sensibilité est intacte : elle ne paraît ni augmenter ni diminuer, soit le long du rachis, soit sur les autres parties du corps.

La miction est facile, les selles sont régulières. Le réflexe patellaire est un peu affaibli.

Les membres supérieurs ont conservé leurs mouvements normaux et leur force.

Traitement : Sirop d'iodure de fer, vin de quinquina, courants continus le long de la colonne vertébrale.

Le 28, même état : faiblesse générale considérable; l'enfant, toujours très pâle, est triste, sans énergie. Sueurs abondantes. Les articulations sont libres; il n'existe aucune douleur nulle part, ni le long de la colonne vertébrale, ni aux membres inférieurs; station verticale impossible.

Même traitement; régime tonique.

Le 31 : pas de changement : même traitement; en outre, une friction de baume de Fioraventi sur les membres inférieurs et le long de la colonne vertébrale.

4 juin : Pas de modifications.

Le 11, bronchite caractérisée par de nombreux râles sibilants dans toute l'étendue de la poitrine.

La faiblesse des membres inférieurs est un peu moindre; l'enfant peut faire quelques pas quand on la soutient légèrement. A l'auscultation du cœur, on entend, à la pointe et au premier temps, un bruit intense, rude, de piaulement.

Au traitement précédent, on ajoute un emplâtre de thapsia sur la poitrine.

Le 16 : Légère amélioration. Le thapsia ayant produit peu d'effet, on prescrit une friction sur la partie postérieure de la poitrine avec quelques gouttes d'huile de croton.

Le 23 : Légère amélioration.

Le 30 : Amélioration notable, l'enfant est plus gaie, moins pâle; elle peut marcher seule.

7 juillet : La pâleur a diminué, les forces sont revenues, l'enfant commence à courir et à s'amuser, comme avant d'être malade.

La bronchite a presque entièrement disparu, mais on retrouve au cœur le souffle que nous avons signalé avec la même intensité.

OBSERVATION XLII

(Résumée).

(Obs. de J.-B. Bouchaud. *Revue des maladies de l'Enfance*, 1889, p. 27).

La jeune malade, Léonie P..., était confiée aux soins d'un confrère qui a bien voulu appeler mon attention sur ce cas intéressant.

Père âgé de 39 ans, jouit d'une excellente santé et n'a jamais été malade; sa mère, âgée de 66 ans, a longtemps éprouvé des douleurs rhumatismales aux membres inférieurs. Une tante et un frère ont eu des rhumatismes.

Mère âgée de 37 ans, a eu, à 13 ans 1/2, une chorée qui dura trois mois; à 24 ans, elle a eu un rhumatisme articulaire aigu. Elle a une sœur de 21 ans qui a eu une chorée à 12 ou 13 ans, et, l'an dernier, un rhumatisme articulaire aigu.

Il y a six enfants dans la famille. Les deux derniers, âgés de 18 mois et de 4 ans 1/2, n'ont pas encore été malades. Le quatrième a 7 ans 1/2 et vient d'avoir un érythème noueux. Le second, âgé de 12 ans, a eu, en décembre 1887, un rhumatisme articulaire aigu.

La jeune malade âgée de 10 ans 1/2, qui doit nous occuper plus particulièrement, s'expose le 17 janvier à un froid très vif et se sent prise de douleurs dans tous les membres. Déjà, depuis trois semaines, elle se plaignait de souffrir de la main droite, mais ces souffrances étaient modérées; elle avait pu continuer à aller en classe.

Dès le lendemain, les douleurs avaient beaucoup augmenté. Elles étaient surtout très violentes dans le pied droit; le moindre mouvement était extrêmement pénible.

La fièvre aussi était très vive.

Vers les premiers jours de février, on put constater l'existence à gauche d'une pleurésie qui disparut après l'application d'un vésicatoire.

Vers le 8 ou 10 février, apparurent des mouvements choréiques aux membres inférieurs et l'incoordination motrice s'étendit rapidement aux membres supérieurs puis à la face. Les lèvres, la langue étaient le siège de mouvements désordonnés à ce point que la parole avait cessé d'être distincte.

Les douleurs articulaires disparurent à mesure que se développèrent les mouvements choréiques, et cessèrent complètement; mais, vers le huitième jour de la chorée, les douleurs articulaires reparurent; elles se dissipèrent et l'incoordination reprit son intensité première.

La chorée diminua et disparut vers la fin de février. C'est à ce moment qu'on s'aperçut que la malade était paralysée des membres inférieurs. Quand on voulut l'obliger à quitter le lit, qu'elle avait constamment gardé depuis le début de la maladie, on constata qu'il lui était impossible de se tenir debout et de marcher.

Etat actuel. — 18 mars 1888 : Appelé près de la malade nous la trouvons pâle, faible, très anémiée.

L'appétit est bon et elle prend suffisamment de nourriture. Du côté des poumons, état normal.

Le cœur bat régulièrement. A l'auscultation, on entend un bruit prolongé, un souffle rude au premier temps et surtout à la base, sous le bord droit du sternum, au niveau de la troisième côte. Pas de fièvre.

Couchée sur le dos, l'enfant peut remuer facilement les membres inférieurs et les soulever à une certaine hauteur au-dessus du lit; mais, si on

tions ou dans leur voisinage au moment de l'apparition de la paralysie et de l'atrophie musculaire.

» L'amélioration de ces symptômes est survenue rapidement ».

Telle est, empruntée à M. Rondot, la description de ces amyotrophies.

Sous quelle influence se développent-elles? Quelle est la pathogénie des atrophies musculaires de la chorée paralysante? L'honneur de l'avoir esquissée sur des données précises revient à M. Rondot qui s'exprime ainsi : « Il est impossible de méconnaître tout au moins le rapport de coïncidence que j'ai signalé entre les amyotrophies de nos trois malades et les phénomènes anormaux qui se sont montrés du côté de leurs jointures. Aussi, avant de connaître l'observation de Raymond, avais-je conclu dans mon travail antérieur : « que les amyotrophies semblent survenir de préférence à la suite des fluxions articulaires, et je crois que cette influence peut être invoquée pour les trois cas que je rapporte ». Sans doute, ajoute-t-il, les amyotrophies d'origine articulaire se présentent avec un ensemble symptomatique bien défini depuis les travaux de Charcot, Voltat, Moussous et les recherches expérimentales de Raymond (*Revue de Médecine*, mai 1890).

Elles s'accompagnent d'une diminution de la contractilité faradique et de l'exagération des réflexes tendineux. « En admettant qu'il en soit de même chez l'homme, dans la plupart des atrophies d'origine articulaire, les faits que j'ai cités ne prouveraient qu'une chose, c'est que la chorée peut modifier cette symptomatologie, probablement en raison de cette circonstance qu'elle entraîne presque toujours chez l'enfant la diminution ou la disparition des réflexes tendineux. Ainsi que j'ai eu fréquemment l'occasion de l'observer dans ces conditions, survenant au niveau d'un segment de membre atteint de chorée paralysante et dont les réflexes tendineux sont abolis, l'atrophie musculaire favorisée, sinon commandée par les lésions des jointures, évoluerait individuellement, sans que ses réflexes soient notablement modifiés ».

Cette explication nous paraît très concluante. L'auteur a d'ailleurs pu s'assurer que, « même indépendamment de ces cas spéciaux, les symptômes des atrophies d'origine articulaire, aussi bien les réflexes tendineux que les réactions faradiques, étaient loin de cadrer constamment avec les données expérimentales de Raymond, » ce que faisait prévoir le résultat contradictoire des recherches microscopiques portant sur les fibres nerveuses intra-musculaires (A. Moussous. Th. de Bordeaux, 1885. Raymond).

Raymond ne se rallie point à cette théorie. Pour lui, l'atrophie musculaire dans la chorée ordinaire serait « sous la dépendance du même trouble des grandes cellules motrices de la moelle ou du cerveau, cellules qui sont en même temps trophiques. » Mouvements involontaires, paralysie, atrophie, résulteraient probablement de ces troubles qui restent à déterminer.

Cette interprétation est bien vague et laisse entières les conclusions de Rondot.

Sans intervenir dans le débat, constatons simplement qu'il peut exister, dans la chorée de Sydenham compliquée de paralysie, de l'atrophie musculaire au voisinage des articulations frappées non point par des arthropathies trophiques dont la nature n'est pas nettement définie, mais bien par le rhumatisme aigu ou subaigu.

V

Diagnostic.

Après avoir établi l'existence de l'élément paralytique avant, pendant ou après la chorée, et montré qu'il peut même parfois constituer à lui seul toute la maladie, il faut se demander s'il est facile de le reconnaître, d'interpréter sa nature et de le rattacher à sa vraie cause.

Le plus souvent, on assiste au développement de la paralysie chez des enfants en proie depuis quelque temps à des mouvements désordonnés. Tantôt, c'est un bras qui devient faible, peu à peu, et, par suite, inutilisable pour le malade; tantôt, c'est une hémiplégie qui s'installe insidieusement, tantôt, une paraplégie et même une impotence musculaire généralisée. La face peut être intéressée comme nous l'avons démontré plus haut. Exceptionnellement le début est brusque. Toujours cette paralysie est flasque; elle aboutit rarement à l'amyotrophie. Pas de troubles sensitifs. Les réflexes rotuliens, examinés dans plusieurs observations, ont été trouvés abolis ou affaiblis et, une fois seulement, exagérés. Les sphincters ont été épargnés, sauf dans deux cas. Ces paralysies ont toujours eu une issue favorable; la guérison termine heureusement cet épisode pathologique de la chorée, non point subitement, mais bien par un retour graduel des forces.

Ajoutons que cette physionomie clinique s'entoure du cortège habituel plus ou moins atténué des phénomènes choréiques et des antécédents héréditaires ou personnels, tels que nervosisme, rhumatisme, qui les précèdent ou peut-être les provoquent, avant de nous demander avec quoi on pourrait la confondre et quelle affection simultanément convulsivante et paralysante pourrait nous donner le change.

Et d'abord, il faut s'assurer que l'enfant n'est pas un simulateur.

On sait, en effet, avec quelle mimique expressive les affections nerveuses les plus diverses ont pu être reproduites de toutes pièces à cet âge.

En second lieu, nous n'envisagerons évidemment pas la possibilité d'une de ces maladies de la vieillesse, telles que la *paralysie agitante* et le *tremblement sénile*, qui peuvent simuler, en se compliquant d'accidents paralytiques, la chorée de Sydenham. Celle-ci est propre au jeune âge; elle n'évolue que dans une proportion minime au delà de l'âge adulte. Il existe toutefois, chez les vieillards, des *hémichorées* et des *hémiathétoses symptomatiques* de lésions le plus souvent cérébrales qui trouvent leur équivalent chez l'adulte et même chez l'enfant. Il arrive même que ces troubles moteurs se localisent aux quatre membres et à la face et puissent singer, quand domine l'impotence musculaire, nos exemples de paralysie généralisée. Raymond a rapporté, dans les Bulletins de la Société médicale des hôpitaux (1890), un fait d'hémichorée symptomatique d'une lésion cérébrale chez un jeune homme de 17 ans, victime d'un surmenage physique et intellectuel. Après un ictus apoplectique suivi d'une perte de connaissance, le bras et la jambe gauches s'affaiblirent progressivement. Les jours suivants, apparurent les tremblements choréiques, Plus tard, l'hémiplégie, qui n'épargnait pas la face, devenait spasmodique. Ollive cite, dans le même ordre d'idées, une observation du docteur Janeway (de New-York) relative à une fillette de 9 ans.

Ces chorées symptomatiques de *désorganisation ou de sclérose cérébrale,* accompagnées de parésie et d'atrophie musculaires, se distinguent de la chorée *minor* par la régularité plus grande des mouvements involontaires : ceux-ci cessent le plus souvent quand le malade meut spontanément ses membres et déploie une certaine force. Elle s'en distingue aussi par le caractère spasmodique de l'hémiplégie avec exagération de la contractilité faradique et enfin par la persistance indéfinie des symptômes.

Ainsi l'*hémiplégie infantile,* avec ou sans phénomènes choréiques, se différencie assez facilement de la chorée molle. Notons au surplus que si l'on a noté dans celle-ci des troubles psychiques, tels que la bizarrerie du caractère et l'amnésie, on n'a jamais rencontré, comme dans celle-là, l'imbécillité allant jusqu'à l'idiotie.

La *paralysie atrophique* de l'enfance, qui s'annonce souvent par des convulsions, mérite de nous arrêter. La fièvre initiale, le stade de paralysie généralisée, la limitation des troubles moteurs à un ou deux membres et la rapidité d'opposition des atrophies musculaires se traduisant par la réaction de dégénérescence la caractérisent suffisamment pour que nous ne revenions pas sur l'exposé des signes de la paralysie choréique.

Théoriquement, il semblerait que la *méningite tuberculeuse* ne dût pas entrer en ligne de compte dans un diagnostic de chorée molle. En pratique, l'on sait néanmoins combien ses allures sont variées, protéiformes et bien faites pour rendre le médecin hésitant. Les prodromes rappellent ceux de la chorée : l'enfant devient triste, maussade, ne joue plus ; sa mémoire s'affaiblit. Mais on ne trouve pas le redoublement d'affection qui ne manque jamais dans la méningite tuberculeuse. Celle-ci donne lieu à des douleurs de tête s'aggravant à l'occasion d'un bruit et d'une lumière trop vive, à des cris hydrocéphaliques, à une élévation de température. La courbe thermique, les caractères du pouls avec ses phases de précipitation et de ralentissement sans irrégularité, les vomissements, la constipation, la rétraction de la paroi abdominale, la raie méningitique, l'inégalité pupillaire éclairent d'un jour suffisant les convulsions et les contractures liées à la localisation tuberculeuse. Ces dernières frappent les muscles des yeux. Enfin l'ensemble de ces troubles morbides, ajouté aux antécédents, expliquera l'éclosion des paralysies soit transitoires, soit définitives lorsqu'elles sont dues à des tuberculoses en plaques, ainsi que de l'aphasie, tous incidents assez communs dans la méningite tuberculeuse. Ces caractères ne se retrouvent pas dans la chorée.

La *méningo-encéphalite syphilitique* fixera également l'attention du clinicien. L'épilepsie partielle, les contractions, les paralysies qu'elle détermine ne rappellent que de très loin l'appareil symptomatique de la chorée. L'hésitation sera de mise malgré tout, en présence de la multiplicité et de la variabilité des manifestations cliniques; on essaiera de la lever par l'examen des antécédents, des malformations osseuses et dentaires, des troubles oculaires et auriculaires. Ces considérations permirent, dans un cas qu'il nous a été donné de voir à l'Hôpital des enfants, dans le service de M. le Professeur agrégé Moussous, d'affirmer le diagnostic. On sait d'ailleurs que le traitement, en pareille occurence, sert de véritable pierre de touche.

L'*hystérie* se présentera pareillement à l'esprit de l'observateur. Elle n'est pas rare chez les enfants. Elle donne lieu à des spasmes rythmiques cadencés, bien étudiés par le M. le Professeur Pitres *(Gazette médicale de Paris, 1888)*, différente par conséquent de la folie musculaire des choréiques, mais qui, s'ils se montraient chez un sujet porteur d'une paralysie également hystérique, en imposeraient facilement, en l'absence de stigmates bien définis, pour la névrose qui nous occupe.

Dans la limite des erreurs possibles se place la confusion entre l'*urémie convulsive et secondairement paralysante* qui a fait l'objet de travaux récents, et la chorée molle. Nous citons ce fait pour mémoire, car nous n'ignorons pas sa rareté chez l'enfant.

De même, nous passerons rapidement sur la *paralysie post-épileptoïde transitoire* qui prêterait à l'erreur, si l'on n'était prévenu. Indiquée par Bravais, dans son travail paru en 1827, elle a été décrite par Todd, qui en a relevé une dizaine d'exemples et en particulier un, cité dans la thèse d'Ollive, qui a trait à un enfant de dix ans. C'est une paralysie subite, sans fièvre préalable, sans troubles sensitifs concomitants, sans atrophie, assez semblable à première vue aux chorées molles, mais s'en différenciant par son apparition après un accès d'épilepsie partielle ou essentielle, sa localisation sur le membre ou le côté particulièrement intéressé par les convulsions, sa durée de quelques minutes à quelques jours.

L'*ataxie héréditaire ou maladie de Friedreich* ne saurait être passée sous silence dans cette question de diagnostic. Au début, elle détermine une incoordination motrice des bras et des jambes qui empêche l'exécution des actes habituels de l'existence. Le malade ne peut plus boutonner ses vêtements, enfiler une aiguille. Ses mains, sous l'impulsion volontaire, sont animées de mouvements désordonnés; elles dépassent le but ou le laissent à côté; les doigts exécutent des oscillations irrégulières, lentes et comme paresseuses. Plus tard, la station debout, les yeux fermés, devient impossible, et, à une période plus avancée, l'impotence est absolue; les muscles s'affaiblissent et peuvent s'atrophier. Il survient, entre temps, des troubles de la prononciation; des mouvements fibrillaires sillonnent la face dorsale de la langne; on constate du nystagmus transversal. M. Brousse, qui a fait sur ce sujet une thèse très remarquable (Montpellier, 1882), fournit huit observations d'enfants, âgés de 6 à 12 ans. Habituellement la maladie se développe à la puberté.

Les deux épisodes d'incoordination et de faiblesse musculaire rappellent singulièrement la chorée et ses paralysies. Les réflexes rotuliens sont abolis le plus souvent des deux côtés. Cependant, absence de mouvements choréiques, au repos, des membres, de la face et de la langue; intégrité absolue des facultés intellectuelles; marche sans cesse et sans rémission séparent l'ataxie héréditaire du syndrome chorée.

Mentionnons, pour être complet, et faisons intervenir au diagnostic deux types nosologiques dont la description date d'hier : l'*abasie ataxique choréiforme* et le *paramyoclonus multiplex*.

Le syndrome *abasie* a fait l'objet, de la part de M. Charcot, de plusieurs *Leçons du mardi* (1889). Il s'observerait surtout dans le jeune âge, entre six et quinze ans; il s'est montré aussi chez des sujets beaucoup plus âgés. Les causes, en dehors de l'hérédité névropathique, seraient les ébranlements psychiques, les maladies infectieuses ou les intoxications à la suite desquelles il se produit subitement (fièvre typhoïde, intoxication par l'oxyde de carbone). On a noté des troubles de sensibilité, le rétrécissement concentrique du champ visuel, tous stigmates qui le rapprochent de l'hystérie dont il serait parfois même une manifestation monosymptomatique. En somme, il s'agirait là d'un trouble purement fonctionnel du système nerveux caractérisé par ce fait que le malade a, pour ainsi dire, *désappris de marcher*. La variété *choréiforme* résulte de l'apparition de mouvements désordonnés lorsqu'on essaie de faire progresser le sujet.

Il y a probablement ici une perte « de la mémoire psychique des actes sommaires qu'il faut prescrire soit pour mettre en jeu l'appareil moteur, soit pour en arrêter le fonctionnement » (Charcot).

Un clinicien non prévenu prendrait, s'il ne tenait pas compte de l'intégrité de la force musculaire et de la conservation de tous les mouvements au repos, cette quasi-paralysie résultant d'une perturbation dans la marche proprement dite pour un véritable affaiblissement musculaire contemporain d'une chorée.

Le *paramyoclonus multiplex*, décrit par Friedreich, est représenté par des secousses musculaires extrêmement brusques, portant sur les extrémités des membres, particulièrement les supérieurs; ces mouvements sont symétriques; ils contrastent par leur rapidité avec la lenteur des mouvements choréiques. Les réflexes rotuliens sont exagérés.

Cette affection a été constatée chez les enfants par Remak (sujet de 11 ans), Lœwenfeld (sujet de 10 ans), Hughes Bennet (sujet de 14 ans), Rubino (sujet de 9 ans), Moretti (sujet de 15 ans).

Dans l'observation de Hughes Bennet, il s'agissait d'une fillette dont les réflexes rotuliens étaient exagérés et qui présenta une paralysie temporaire des muscles atteints (visage, langue, membres gauches) avec diminution des réactions électriques.

Le paramyoclonus multiple reste une question à l'étude et sur la nature de laquelle on est loin d'être fixé. Il s'est montré, dans certains cas, subitement après une frayeur. L'exagération constante des réflexes rotuliens, la rapidité des secousses, le caractère transitoire de la paralysie sus-indiquée, s'opposent à l'idée de chorée avec paralysie.

Telles sont les affections susceptibles d'emprunter, aux yeux du clinicien, le masque de la chorée compliquée de paralysie. Leur élimination fait singulièrement avancer l'œuvre du diagnostic.

Pour la parachever, il faut écarter un groupe mal délimité d'associations morbides telles que la coexistence soit de la *chorée fibrillaire de Morvan,* soit de la *maladie des tics,* soit du *tétanos* avec de la *paralysie hystérique,* par exemple, de la *chorée* avec la *paralysie infantile,* les *paralysies* relevant d'une *maladie aiguë*, les *paralysies toxiques,* les *paralysies hystériques,* les *paraplégies du mal de Pott.*

Nous ne consacrerons pas à l'étude de ces groupements pathologiques de longs développements. Toutes les combinaisons sont concevables et c'est le fait du bon observateur de savoir démêler ce qui appartient à une entité morbide de ce qui revient à une autre, de faire l'interprétation et la critique des symptômes qu'il a recueillis, sans idée préconçue et avec la seule préoccupation d'amasser des faits positifs.

Voici deux observations de ce genre :

OBSERVATION I

(Raymond. *Loc. cit.*)

Chorée et hystérie.

Jeune fille âgée de 15 ans et demi atteinte d'une chorée de Sydenham type. Anesthésie complète de la moitié gauche du corps. Amblyopie. Rétrécissement concentrique du champ visuel. Micromégalopsie. Parésie très considérable du bras gauche qu'elle peut remuer, mais qui est incapable de déployer une légère force. C'est à ce moment que dominent les mouvements choréiques. Refroidissement du bras et hyperhydrose de la main gauches. Contractilité électrique normale. Réflexes tendineux diminués.

OBSERVATION II

(Ollivier. *Loc. cit.*)

Chorée et paralysie diphtéritique.

Enfant âgée de 9 ans. Ses antécédents héréditaires ne laissent rien à désirer et sa santé a toujours été bonne jusqu'à la fin du mois de novembre dernier (1886). On n'a guère à noter, dans tout son passé, qu'une émotivité plus marquée qu'elle ne l'est d'habitude chez les enfants de son âge.

Elle nous a raconté qu'à cette époque, son père lui mit en passant un chat sur l'épaule, sans qu'elle s'y attendît, et lui fit grand'peur. Quelques jours plus tard, elle présenta des mouvements choréiques qui augmentèrent rapidement d'intensité.

Le 1er janvier, nous la trouvons dans l'état suivant : mouvements choréiques généralisés aussi forts d'un côté que de l'autre, mais plus accentués aux membres supérieurs ; les muscles de la face sont le siège de grimaces incessantes. La parole est difficile. Il n'y a pas de gêne de la déglutition, pas de troubles dans l'émission des matières fécales et des urines.

Les poumons sont normaux, mais, en ce qui concerne le cœur, on constate que le choc de la pointe est exagéré et on entend un souffle systolique assez prononcé au-dessous du mamelon.

Aucun bruit pathologique n'est perçu aux autres orifices, ni dans les vaisseaux du cou.

Le 8, douleurs, rougeur et gonflement de la première articulation phalangienne de tous les doigts ; main droite, genou, cou-de-pied du même côté sont envahis par le rhumatisme qui cède au bout de huit ou dix jours à l'emploi du salicylate de soude; mais les phénomènes choréiques ne sont que faiblement amendés par le bromure de potassium et l'arséniate de soude administrés à doses rapidement croissantes (5 gr. du premier médicament et 8 milligrammes du second).

Le 10 février, angine diphtéritique. Les fausses membranes, d'abord limitées à l'amygdale droite, envahirent bientôt la gauche ; les ganglions sous-maxillaire se tuméfièrent, surtout à droite, puis la voix et la toux devinrent rauques. On fit passer l'enfant au pavillon des diphtéritiques. Détail à noter, les mouvements choréiques avaient à ce moment complètement disparu. Elle dut subir la trachéotomie, les fausses membranes s'étant rapidement propagées au larynx. Aussitôt après l'opération, les mouvements de la chorée reparurent plus intenses qu'auparavant.

Le 1er mars, la malade rentre dans le service guérie de son croup. Les mouvements choréiques ont beaucoup diminué. Frottements péricardiques.

Le 15, éruption acnéique qui oblige de supprimer l'iodure de potassium.

Le 22, notable degré de faiblesse dans les jambes et les mains. La jeune malade n'ose plus s'aventurer dans la salle et laisse aussitôt tomber tout ce qu'elle vient de prendre.

Le 26, elle se tenait debout, appuyée sur une table et essayait de plier du linge lorsqu'elle pâlit soudain et s'affaissa en demi-syncope. A partir de ce moment, elle fut obligée de garder le lit. On la soumit alors au traitement suivant : Fer réduit par l'hydrogène et rhubarbe, quinquina, teinture de noix vomique, bains sulfureux.

Le 1er avril, les mouvements désordonnés qui avaient cessé complètement depuis quelques jours ont reparu aux mains, mais ils sont plus accusés. On constate en même temps une paralysie des quatre membres, plus prononcée à gauche qu'à droite. Il n'existe pas trace de paralysie faciale. La tête est constamment inclinée du côté droit. Si on la redresse, elle retombe aussitôt du même côté; il y a donc paralysie du sterno-mastoïdien gauche. Elle est également portée en avant, par suite d'une paralysie des muscles de la nuque. Le voile du palais se contracte facilement lorsqu'on le touche et il n'y a ni mouvement, ni reflux des boissons par le nez. Rien à noter relativement aux yeux. Phonation normale, pas de toux, pas de paralysie des muscles de la respiration, aucune gêne de la déglutition, garde-robes régulières. La vessie fonctionne bien.

Il n'y a pas de troubles de la sensibilité générale, sauf aux régions plantaires; à ce niveau l'insensibilité est presque complète : les chatouillements provoquent à peine quelques réflexes dans les muscles de la cuisse; rien du côté des sens spéciaux. Le sommeil est bon, l'intelligence intacte, l'émotivité seule paraît exagérée. Même bruit de frottement péricardique. La température est normale. Ajoutons qu'il existe un amaigrissement considérable s'expliquant suffisamment par la longue durée de la maladie et un séjour prolongé au lit.

Traitement: 15 gouttes de teinture de noix vomique par jour, courants continus.

Le 12, la tête paraît moins inclinée à droite. La malade peut tenir un gobelet en l'air, pendant quelques instants, avec l'une ou l'autre main; elle peut rester debout en s'appuyant sur le bord de son lit, mais elle est encore incapable de monter seule. La sensibilité au toucher est revenue, sauf à la plante des pieds où elle est toujours obtuse.

Le 18, les mouvements choréiques ont complètement disparu. On constate que la langue qui avait conservé jusqu'alors sa motilité, a subi une déviation à droite, mais avec possibilité de la ramener dans l'axe de la bouche et même un peu à gauche. La force musculaire est revenue en grande partie dans les membres supérieurs.

Le 22, la paralysie des membres inférieurs semble augmenter, la malade est incapable de se tenir debout. On remarque, ce jour-là, qu'elle parle un peu du nez.

Aujourd'hui, la déviation de la langue est bien moins accusée que précédemment. Les membres supérieurs sont presque redevenus mobiles comme à l'état normal, mais les membres inférieurs sont encore paralysés à un notable degré; les réflexes rotuliens et ceux du tendon d'Achille sont toujours abolis. Par contre, le chatouillement de la plante des pieds est beaucoup mieux perçu. En ce qui concerne le cœur, on constate la persistance des mêmes phénomènes morbides malgré une médication énergique.

L'auteur considère la paralysie comme appartenant à l'infection diphtéritique.

Lorsque la paralysie est l'accident initial de la maladie et *à fortiori* lorsqu'elle reste un phénomène isolé sur lequel les secousses choréiques ne viennent pas placer d'étiquette, le diagnostic est aux prises avec des difficultés très grandes, voire insurmontables.

M. le professeur Charcot raconte qu'il fut très embarrassé et qu'il éprouva un vif étonnement la première fois qu'il rencontra une chorée molle.

Examinons en premier lieu, sans revenir sur les caractères des paralysies préchoréiques, quels seront les éléments d'appréciation dans un semblable débat. Ils seront fournis par une étude minutieuse des mouvements volontaires et par une surveillance patiente du malade. Si l'on découvre une incoordination même légère des mouvements de la main, quelques grimaces du visage, un tournement de tête intempestif, des oscillations irrégulières de la langue, un léger embarras de la parole, on est bien près d'avoir dépisté l'origine de la paralysie et on approchera d'autant plus du but que l'hérédité sera névropathique ou rhumatismale.

Passons maintenant en revue les affections *paralysantes* qui peuvent entrer en balance avec la chorée molle.

L'hystérie, fait observer Ollive, « est rare avant l'âge de 14 ou 15 ans, et, à cette époque, la chorée essentielle devient une affection rare ayant plutôt son maximum de 7 à 12 ans. Cependant le diagnostic de la paralysie hystérique doit être établi chaque fois que l'on a affaire à des fillettes étant sur la limite des deux affections : hystérie ou chorée ».

Ces considérations nous paraissent un peu exagérées. Aujourd'hui l'on connaît mieux tout ce qui touche à l'hystérie. Peugniez a démontré (Th. de Paris, 1885) qu'elle n'est pas rare même chez les jeunes enfants et qu'elle a même aspect clinique que chez l'adulte.

Ici doit se poser d'ailleurs le problème de la parenté qui existe entre ces deux névroses.

Nous ne saurions mieux faire que de donner le résumé d'une remarquable leçon d'Ollivier (*loc. cit.*) : La chorée et l'hystérie sont deux maladies *distinctes* et c'est là un fait bien établi ; mais il n'est pas toujours facile de juger, dans un cas donné, les limites de l'une et de l'autre. La difficulté existe lorsque leur succession est immédiate ou que leurs manifestations se juxtaposent ; elle existe surtout en ce qui concerne les contractions musculaires, le type et l'étendue des mouvements.

Pour ce qui est des *paralysies hystériques,* leur début ressemble souvent à celui des paralysies choréiques. Elles naissent soit spontanément, soit à la suite d'émotions, d'intoxications, de traumatismes (voir Emile Bitot, thèse de Bordeaux, 1890). Elles envahissent soit un seul membre, soit plusieurs, sous forme de monoplégie, de paraplégie, d'hémiplégie ou de pseudo-paralysie de la face. On constate très rarement les paralysies généralisées avec aphonie, si fréquentes relativement dans la chorée. Bien plus, la chorée paralysante est toujours molle, tandis que la paralysie hystérique s'accompagne souvent de contracture. La sensibilité cutanée est ordinairement abolie sur toute l'étendue de la paralysie hystérique et son tracé se termine à la racine des membres, *en gigot.* Les réflexes ne subissent pas de modifications. Sens musculaire altéré. Des troubles trophiques passagers, tels que la diminution de volume des parties atteintes et les troubles circulatoires cutanés, sont, quelquefois également, du domaine de l'hystérie et de la chorée. Mais, dans le premier cas, on recherche les stigmates si connus et que nous n'énumèrerons pas et qui permettront, en thèse générale, d'asseoir le diagnostic. Insistons, en outre, sur la guérison lente d'un côté, par opposition aux guérisons fréquentes, du jour au lendemain et comme miraculeuses, de l'autre. Nous ne tablerons pas beaucoup sur les antécédents névropathiques, car ils sont à l'origine de ces deux névroses, ainsi que l'école de la Salpêtrière, avec Charcot, Joffroy, Comby, Raymond, l'a péremptoirement établi.

Les *paralysies diphtéritiques* revêtent bien les apparences de paralysies choréiques. Mais elles surviennent après une diphtérie confirmée et sans se compliquer jamais de troubles de la coordination motrice liés à la même cause infectieuse. L'union de la chorée et de la diphtérie entraîne seule des difficultés que nous avons signalées plus haut, en fournissant une observation d'Ollivier.

Il est certes difficile, lorsqu'on prend isolément la perversion motrice sans tenir compte des phénomènes antérieurs ou concomitants, de séparer les deux variétés de paralysie.

Même début insidieux, sauf deux exceptions en faveur de la chorée, apyrexie, extension lente aux quatre membres et production de ces formes généralisées qui laissent l'enfant inerte dans son lit. « Sur quel critérium pouvons-nous donc nous appuyer ? — dit excellemment Ollivier. — Je n'en vois qu'un, le degré de fréquence. Les paralysies diphtéritiques sont communes (une fois sur 6 d'après M. H. Roger), tandis que celles de la chorée peuvent être rangées parmi les raretés cliniques ».

La *paralysie infantile*, sans convulsions préalables, à la phase de généralisation, ressemble par bien des points aux faits que nous étudions. Mais que de différences ! Nous les avons consignées dans un précédent paragraphe assez explicitement pour que nous n'ayons plus à y revenir.

Le *mal de Pott* donne lieu à des compressions médullaires et à des méningo-myélites qui amènent des paralysies soit des quatre membres, si la région cervicale supérieure est envahie, soit des membres inférieurs. Parfois même la gibbosité et la douleur font défaut. On s'aidera de la constatation des contractures, de l'exagération des réflexes, de la trépidation épileptoïde, des fourmillements, des troubles de la vessie et du rectum, pour rattacher ces paralysies à la tuberculose osseuse et méningée de l'appareil médullaire et non à la chorée paralysante.

Les paralysies compliquant la *diathèse rhumatismale* réclament un examen plus sérieux. Celle-ci figure bon nombre de fois dans nos observations. Elle ne paraît pas devoir être incriminée comme facteur direct de la paralysie dans la majorité de ces cas, parce que les paralysies choréiques se sont montrées pendant la convalescence ou longtemps après l'attaque de rhumatisme, tandis que la caractéristique des paralysies rhumatismales, c'est d'éclore à la période d'état de la maladie.

Une première précaution consiste à ne point dénommer paralysie l'*atrophie* des segments d'un membre dont les articulations ont subi l'atteinte rhumatismale : c'est là un simple amaigrissement musculaire, une fausse paralysie. Cet écueil doit être évité à tout prix, lorsqu'on se trouve en présence d'une chorée de Sydenham.

Nous effleurerons, à ce propos, le thème sur lequel ont été brodées tant de variations, des rapports du rhumatisme et de la chorée.

Pour nous, l'arthritisme et le nervosisme influent à titre d'agents provocateurs seulement sur l'apparition de la névrose.

L'étude des *paralysies rhumatismales* fournit un argument à l'appui de notre dire. Celles-ci diffèrent notablement des paralysies choréiques. Mora, qui les a classées en 1876 (Th. de Paris), admet trois formes suivant l'intensité des accidents.

La forme bénigne s'annonce par des douleurs et de la parésie des membres inférieurs, de la rachialgie, un peu de gêne de la miction, une fièvre modérée. Elle dure un temps très court.

Dans sa forme moyenne, les symptômes précédents s'exagèrent. On constate simultanément ou alternativement de l'anesthésie, de l'hypéresthésie, des névralgies, des contractures, des tremblements, une paraplégie avec prise des sphincters. L'exagération de ces symptômes constitue la troisième forme.

Ces symptômes s'amendent assez rapidement jusqu'à leur disparition intégrale. Détail à noter : les localisations médullaires précèdent l'apparition des localisations articulaires.

Landouzy, dans sa thèse d'agrégation de 1880, a marqué en termes très pittoresques la caractéristique de ces paralysies. Qu'il atteigne les nerfs ou la moelle, « qu'il s'attaque aux articulations ou aux séreuses, le rhumatisme garde ses alertes allures et toujours frappe plus fort que profond. C'est un feu de paille qui s'allume et, n'étaient les cardiopathies, s'éteint sans trop laisser de ruines ».

Il suffit de comparer les paralysies de la chorée à ces dernières pour saisir le contraste. Il sera peut-être moins frappant lorsqu'on sera en face des *paralysies* qui succèdent aux autres *maladies aiguës* et aux *intoxications*. On s'attachera, comme nous le disions précédemment, à mettre le doigt sur quelque mouvement choréique, si léger fût-il; on s'enquerra des antécédents; on songera que la *fièvre typhoïde*, lorsqu'elle paralyse, atrophie; que la *variole* laisse souvent des traces indélébiles, que la *rougeole* et la *scarlatine* sont des causes prédisposantes à la chorée et à ses paralysies plutôt que des causes efficientes sur le compte desquelles il faudra souvent mettre les troubles moteurs. Quant aux paralysies qui surviennent au cours de la *pneumonie*, on ne les a décrites que chez les vieillards.

La *sclérose en plaques des enfants* que Marie a fait connaître en France (*Rev. de méd.* 1883) ne sera pas exclue des préoccupations diagnostiques. Les infections y préparent les sujets qui sont névropathiques et de par leurs propres antécédents et de par l'hérédité. Nous n'insisterons pas sur sa pathogénie et nous noterons simplement le début par une parésie des membres inférieurs. Plus tard, strabisme, nystagmus, embarras de la parole, attaques épileptiformes ou apoplectiformes forment le sceau de la maladie qui s'accompagne d'exagération des réflexes et d'une absence des troubles sensitifs. Le tremblement des jambes, en dehors même de l'action volontaire, les mouvements fibrillaires de la langue, la possibilité d'une paralysie glosso-labio-laryngée (un cas de Schüle) jetteraient le trouble dans l'esprit d'un médecin non prévenu, égareraient son diagnostic vers la chorée, surtout en raison des troubles psychiques tels que l'irritabilité exagérée, l'affaiblissement de la mémoire et parfois des facultés intellectuelles, les rémissions, qui se retrouvent d'un côté et d'autre.

L'hésitation ne durera qu'un instant : il suffit en effet de connaître l'existence de la sclérose en plaques chez les enfants pour ne pas la confondre avec la chorée molle.

Le même raisonnement s'applique aux divers *types d'atrophie musculaire* de découverte récente ou ancienne, à la paralysie *pseudo-hypertrophique*, aux *paralysies traumatiques douloureuses*, aux *paralysies réflexes* consécutives aux *affections pleurales*, aux *troubles vésicaux*, au *phimosis*, à l'*helminthiase*, enfin aux *paralysies médicamenteuses* dont nous dirons quelques mots plus loin.

Lorsqu'on a reconnu la chorée molle on peut se demander si elle relève de la maladie de Sydenham ou de la névrose héréditaire de Huntington. Certains auteurs tels que Lannois (*Rev. de méd.* 1888), à l'encontre de Charcot, d'Ollivier, de Huet, voient dans cette névrose, où l'hérédité similaire est de mise, une affection différente de la chorée minor des enfants. Age mûr, grossesse, sont ses conditions de développement. L'exagération des réflexes rotuliens, la gravité du pronostic, cette constatation que les mouvements volontaires n'augmentaient pas l'incoordination avaient accrédité le bien fondé d'une scission dans la chorée. Le contraire semble prévaloir aujourd'hui.

En mesurant le chemin parcouru, on serait tenté, en face de cette multiplicité de lésions cérébro-spinales que nous avons invoquées, de faire un aveu d'impuissance plutôt qu'un diagnostic. Il n'en est rien. Dans la pratique, les cas difficiles de paralysie choréique sont très rares ; ils ne doivent pas néanmoins être méconus, aussi avons-nous fait un tableau des affections susceptibles de les simuler. Généralement, au contraire, sur ces chairs molles, flasques où, suivant l'expression de Bouteille, le ressort des fibres paraît dans un relâchement complet, on mettra la *marque* chorée paralysante parce que, à l'interrogatoire ou à l'examen, l'incoordination motrice sera décelée.

VI

Pronostic.

En présence d'un enfant privé de l'intégrité de ses mouvements, les parents se préoccupent surtout de savoir s'il guérira. Dans tous les cas, le pronostic des paralysies choréiques, sera bénin et il faudra s'attacher à rassurer la famille sur l'issue de ces chorés molles, quelque généralisées qu'elles soient. Au bout d'un à deux mois, les muscles récupèreront peu à peu leur contractilité, à mesure que l'état général du malade se relèvera et s'affermira. Dans un cas même, relatif à une paralysie du voile du palais, Clifford raconte que la guérison s'effectua en trois jours. Il faut tenir compte toutefois de la possibilité des récidives à quelques semaines d'intervalle. On les a signalées deux fois. Seule, une complication amyotrophique reculera la date de la *restitutio ad integrum.*

Si le pronostic immédiat n'inspire pas la moindre inquiétude, il n'en est pas de même du pronostic pour l'avenir. Une première atteinte de chorée, loin de conférer l'immunité, prépare le sujet à une seconde atteinte qui, survenant à sa maturité, prendra peut-être les allures de la chorée maligne de Huntington.

VII

Traitement.

Malgré le pronostic favorable de ces paralysies, le médecin doit toujours intervenir pour diminuer autant que possible leur évolution et rendre rapidement le mouvement aux membres inertes.

Il faut avouer que les premiers traitements étaient faits un peu à la légère et que les substances les plus diverses ont été employées.

Ollive recommande dans sa thèse le traitement arsenical, si la paralysie survient au début de la chorée. Il administre la liqueur de Fowler par doses croissantes, débutant par deux gouttes par jour et allant jusqu'à 25 ou 30. Le résultat qu'il a obtenu n'est certes pas mauvais puisque la malade a guéri, mais nous ne voyons pas trop l'indication des préparations arsenicales. Quoi qu'il en soit, ce mode de traitement à été préconisé par certains auteurs, entre autres Cadet de Gassicourt.

Les Anglais et les Américains ont beaucoup employé la strychnine. D'après Moynier, elle agirait comme tonique et tétanisant, exerçant une action avantageuse sur les voies digestives, et, par contre-coup, sur l'état général; de plus, elle augmenterait le pouvoir réflexe de la moelle.

Il faut beaucoup rabattre de la prétendue propriété tonique de la strychnine pour les fonctions digestives. D'ailleurs, cet usage s'est de plus en plus restreint, et, semble-t-il, avec raison.

D'abord, les effets curatifs de la strychnine dans les paralysies sont bien faibles; en outre, l'emploi de ce médicament est loin d'être exempt de dangers, surtout à cause de son action accumulative.

La strychnine pénètre rapidement dans la circulation à travers toutes les muqueuses, à travers le tissu cellulaire sous-cutané. On a pu la retrouver dans tous les organes. Elle s'élimine en nature avec l'urine et la salive; cette élimination ne commence à se faire, chez les chiens, que plusieurs jours après l'absorption et elle exige deux à trois jours, en tout, pour être complète (Dragendorff et Masing, Gay). Si donc on administre à un homme ou à un animal, pendant quelque temps et tous les jours, des doses faibles de strychnine, il peut arriver que, la quantité de poison s'accumulant dans le sang, une dose entièrement inoffensive par elle-même puisse, à un moment donné, provoquer des phénomènes tétaniques; cette propriété cumulative de la strychnine doit nous rendre très prudents dans l'administration de ce poison et nous empêcher de le prescrire pendant trop longtemps sans interruption.

C'est là le principe auquel se rallient le plus grand nombre des observateurs; Leube et Rosenthal refusent d'y souscrire et prétendent que l'organisme s'habitue à un usage prolongé de la strychnine.

Doit-on continuer, pendant la paralysie, les calmants employés pour combattre la chorée?

Rondot a continué, dans deux cas, l'administration de l'antipyrine et semble s'en être bien trouvé. Mais, *à priori*, l'emploi des calmants, des hyposthénisants nous paraît irrationnel. Au lieu de chercher à calmer le système nerveux, il faut, au contraire, l'exciter.

De plus, on a signalé des paralysies consécutives à l'emploi de l'antipyrine. Ollivier, dans ses cliniques, rapporte le cas d'un vieillard de 79 ans, chez lequel le chloral produisit à la longue une parésie des membres inférieurs. Il faudra donc supprimer, dès l'apparition des symptômes paralytiques, le bromure de potassium, le chloral, l'antipyrine donnés pour lutter contre les mouvements choréiques.

A. Ollivier déclare que les paralysies survenant dans le cours de la chorée constituent une contre-indication relativement à l'usage des antispasmodiques.

Cadet de Gassicourt confirme cette opinion. C'est aussi notre avis.

Il est un mode de traitement auquel personne ne semble avoir songé; nous voulons parler de la *suggestion*. Bernheim, dans son livre sur *la suggestion et ses applications à la thérapeutique*, a publié neuf observations de chorées guéries par la suggestion hypnotique. Trois ou quatre séances ont suffi pour amener des guérisons définitives. (Obs. XLVI, XLVII, XLVIII, XLIX, L, LI, LII, LIII, LIV.)

Cependant il a eu deux fois des récidives (Obs. XLVI, XLVIII), mais, grâce à de nouvelles suggestions hypnotiques, il a obtenu une guérison radicale. De même, il est arrivé à faire disparaître, toujours par suggestion, un engourdissement avec faiblesse musculaire du membre supérieur gauche en une seule séance (Obs. LXI). Une nommée L. Odile, 67 ans, atteinte de paraplégie dynamique psychique deux mois après une pneumonie fut guérie en trois séances (Obs. LXII). Enfin S..., Eugène, âgé de 15 ans et demi, ayant des douleurs de croissance avec paraplégie, fut tout à fait guéri par la suggestion hypnotique au bout de cinq séances (Obs. LXIII).

Ne pourrait-on pas de même employer la suggestion dans la paralysie choréique ? C'est là un point intéressant qu'on pourrait facilement élucider et que nous avons cru bon de signaler.

Nous avons aujourd'hui des moyens beaucoup plus énergiques pour lutter contre la paralysie. En première ligne nous trouvons l'*électrothérapie* : Ollivier, Cadet de Gassicourt, Rondot, qui l'ont employée n'ont eu qu'à s'en louer.

Il faut empêcher l'inertie et l'amaigrissement musculaires, en faisant travailler les membres paralysés.

L'électrothérapie trouvera un puissant adjuvant dans le *massage* qui activera la circulation et la nutrition des membres inertes.

D'un autre côté, nous pourrons nous adresser à l'*hydrothérapie*. Nous emploierons soit les douches (Ollivier), soit l'enveloppement dans un drap mouillé (Charcot).

Le traitement idéal serait celui qui combinerait ces deux derniers moyens : l'électrothérapie et l'hydrothérapie.

Mais la paralysie n'est pas la seule indication que la thérapeutique doive viser. Tous les enfants atteints sont amaigris et fortement anémiés. Il faut donc instituer un traitement général réparateur et mettre à profit une excellente hygiène : séjour à la campagne, bonne alimentation, traitement ferrugineux, bains salés, bains sulfureux seront les adjuvants indispensables de la médication.

Si pareil traitement est mis en vigueur, nous ne doutons pas que la paralysie ne cède vite et que le malade ne reprenne bientôt l'usage de ses membres paralysés.

CONCLUSIONS

Des paralysies peuvent survenir avant, pendant, après la chorée de Sydenham.

Parfois même elles constituent presque exclusivement, à elles seules, toute la maladie : les mouvements incoordonnés, absents ou réduits à leur minimum d'intensité, veulent être recherchés attentivement et dépistés.

Leur connaissance mérite d'être vulgarisée tant en France qu'à l'étranger.

L'*étiologie,* négligée de propos délibéré par les auteurs qui manquaient de documents suffisants, nous apprend qu'elles ont été observées surtout en Angleterre et en Amérique, qu'elles apparaissent de 2 à 18 ans et qu'elles sont plus fréquentes chez les filles. La frayeur, deux fois, et le traumatisme, une fois, ont provoqué leur apparition soit immédiate, soit à très bref délai.

Elles affectent les formes monoplégique, hémiplégique, paraplégique, généralisée et présentent une physionomie clinique, sur laquelle nous avons longuement insisté, des plus nettes et souvent caractéristique. Leur début est insidieux ou brusque; leur disparition graduelle. Elles s'accompagnent d'une diminution ou d'une abolition de réflexes rotuliens, dans la majorité des cas, et de l'absence des troubles sensitifs. Les *amyotrophies* figurent dans trois observations : nous formulons, d'après M. Rondot, leur pathogénie. La pelade a été notée deux fois.

Le *diagnostic* a fait l'objet d'un chapitre très complet et nouveau. Il répond aux difficultés quasi-insurmontables inhérentes à certains cas, heureusement rares, de paralysie choréique.

Le pronostic, bénin, puisque la maladie guérit toujours dans un délai de deux à trois mois et même moindre, doit tenir compte de la possibilité des rechutes et des amyotrophies. Il sera légèrement réservé pour l'avenir, car la chorée, loin de conférer l'immunité, favorise l'éclosion d'une nouvelle atteinte à un âge plus avancé, alors qu'elle devient maligne et adopte les allures de la névrose de Huntington.

Quant au traitement, il se résume en quelques mots : toniques, électrisation faradique, hydrothérapie et massage. On pourrait peut-être, dans certains cas, et si l'on s'y croyait autorisé, essayer la suggestion hypnotique qui paraît avoir suscité des guérisons rapides, extemporanées, de la *chorée minor* bien avérée.

INDEX BIBLIOGRAPHIQUE

BOUTEILLE. — Traité de la chorée, 1810. Paris.

R.-B. TODD. — Clinical lectures on paralysis. London, 1856.

Ch. WEST. — Leçons cliniques sur les maladies des enfants, traduites par le docteur Archambault.

S. WILKS. — Lectures on diseases of the nervus system.

Rep. of Hosp. prac. — Quatre cas de chorée, trois suivis de paralysie des membres plus ou moins complète. *Med. Times and Gaz.*, mai 1878.

E.-G. JANEWAY. — Chorée paralytique. *Philadelphia med. Times,* 10 mai 1879.

SOUTWORTH. — Chorea paralytica. *Det. Lancet,* 1879-1880.

GOWERS. — De la chorée paralytique. *Brit. med. Journal,* 23 avril 1881.

ROCKWELL. — Un cas de chorée rhumatismale, précédée de phénomènes paralytiques, chez un enfant de 8 ans. *New-York med. Journ.*, août 1882.

J. SIMON. — Art. *Chorée,* du Dict. de méd. et de chirur. pratiques.

RAYMOND. — Art. *Danse de Saint-Guy,* du Dict. des Sciences médicales.

TROUSSEAU. — Cliniques médicales de l'Hôtel-Dieu.

CADET DE GASSICOURT. — Leçons sur les maladies des enfants.

OLLIVE. — Des paralysies chez les choréiques. Thèse de doctorat, Paris, 1883-1884.

HENOCH. — Leçons cliniques sur les maladies des enfants. Paris, 1885.

BOUCHUT. — Traité des maladies des enfants. Paris, 1885.

D'ESPINE et PICOT. — Traité de clinique médicale infantile. Paris, 1889.

J.-B. BOUCHAUD. — Chorée et rhumatisme articulaire aigu. Paraplégie consécutive. *(Revue des maladies de l'Enfance;* décembre 1888, janvier 1889).

EICHHORST. — Traité de path., traduct. fr., 1889, p. 285.

E. RONDOT. — Les paralysies de la chorée. *(Gazette hebdomadaire des Sciences médicales de Bordeaux;* avril-mai 1889).

CADET DE GASSICOURT. — De la Chorée paralytique; octobre 1889. *(Revue mensuelle des maladies de l'Enfance).*

T. OLLIVIER. — Leçons cliniques sur les maladies des Enfants. Paris 1889.

F. RAYMOND. — Société médicale des Hôpitaux, 16 mai 1890. Atrophie musculaire dans la chorée.

E. RONDOT. — Des amyotrophies dans les paralysies de la chorée. *(Gazette hebdomadaire des Sciences médicales de Bordeaux, 1890).*

TABLE DES MATIÈRES

15,060. — Bordeaux, Ve Cadoret, impr., rue Montméjan, 17.

TABLEAU SYNOPTIQUE DES OBSERVATIONS

AUTEURS	AGE	SEXE	ANTÉCÉDENTS	DÉBUT	DURÉE	RÉFLEXES	SENSIBILITÉ	COMPLICATIONS	GENRE DE PARALYSIE
Paralysies préchoréiques.									
1 Charcot.	5 ans	fém.	»	lent	»	»	»	»	Hémiplégie droite avec paralysie de la face
2 Rockwell.	8 ans	masc.	rhumatisant	lent	10 semaines	»	»	souffle systolique à la pointe	hémiplégie droite
3 Ollive.	2 ans 1/2	fém.	poussée herpétique 5 jours auparavant	rapide	40 jours	abolis	intacte	»	paralysie généralisée
4 Rondot.	6 ans	fém.	rougeole 2 m. auparavt.	lent	1 mois	abolis	intacte	»	hémiplégie gauche
5 (Personnelle).	5 ans	masc.	»	lent	8 mois	normaux	hypéresth.	»	hémiplégie droite
6 Rondot.	3 ans	fém.	»	rapide	»	»	»	»	monoplégie brachiale gauche
7 Dauchez.	2 ans	masc.	»	lent	2 mois	»	»	»	hémiplégie droite
8 Gowers.	14 ans	masc.	»	lent	»	»	»	»	monoplégie brachiale gauche
9 Gowers.	13 ans	fém.	rhumat. art. aigu à 4 ans	lent					monoplégie brachiale gauche
10 Gowers.	7 ans	fém.			2 mois				monoplégie brachiale droite
Paralysies interchoréiques.									
11 Clifford.	14 ans	fém.	rhumatisme articulaire	brusque	3 jours	»	»	souffle systol. à la pointe	paralysie du voile du palais
12 Rondot.	6 ans 1/2	masc.	»	lent	3 mois	abolis	intacte	souffle systol. à la pointe	monoplégie brachiale gauche
13 Rondot.	13 ans	fém.	rhumatisme articulaire	lent	»	abolis	intacte	souffle systol. à la pointe	monoplégie brachiale gauche
14 Gaucher.	9 ans	masc.	a eu la chorée	lent	43 jours	»	»	atrophie musculaire	paralysie de la jambe droite
15 (Personnelle).	10 ans	masc.	»	lent	15 jours	»	»	souffle systol. à la pointe	monoplégie brachiale gauche
16 Id.	9 ans	fém.	»	lent	1 mois	»	intacte	»	monoplégie brachiale gauche
17 Todd.	9 ans	masc.	»	lent	3 semaines	»	»	»	hémiplégie gauche avec paralysie de la face
18 Todd.	»	fém.	chlorotique	brusque	35 jours	»	»	»	hémiplégie droite
19 Id.	5 ans	masc.	»	brusque	35 jours	»	»	»	hémiplégie droite
20 Cadet de Gassicourt.	4 ans	masc.	»	lent	2 mois	»	»	»	hémiplégie droite
21 Gaucher.	11 ans	fém.	»	lent	13 jours	»	»	»	hémiplégie gauche
22 Eichhorst.	»	»	»	»	»	»	»	atrophie musculaire	hémiplégie gauche
23 Raymond.	17 ans	masc.	rhumatisme	lent	»	diminués	normale	atrophie musculaire, souffle systol. à la pointe	hémiplégie gauche
24 West.	7 ans	fém.	»	lent	3 mois	»	»	»	paralysie généralisée
25 West.	8 ans	fém.	»	»	»	»	»	rechute	paralysie généralisée
26 West.	»	fém.	»	lent	10 semaines	»	»	»	Id.
27 Dauchez.	14 ans	masc.	chorée, rhumatisme	lent	»	»	intacte	atroph. musc. endopéric.	Id.
28 Charcot.	»	masc.	»	»	»	»	»	»	Id.
29 Id.	15 ans	fém.	»	»	»	»	»	»	Id.
30 Id.	16 ans	masc.	»	»	»	»	»	»	paraplégie
31 Id.	12 ans	masc.	hérédité nerveuse	brusque	»	»	»	»	paralysie généralisée
32 Cadet de Gassicourt.	7 ans	fém.	»	brusque	»	»	»	»	Id.
33 Ollivier.	8 ans	fém.	»	lent	2 mois	affaiblis	intacte	incontin. d'urine et des matières fécales, pelade	Id. Id.
34 Id.	7 ans	fém.	»	lent	43 jours	affaiblis	intacte	Inc. d'ur. et des mat. féc.	Id.
35 Id.	5 ans	fém.	»	lent	»	affaiblis	intacte	érythème polymorphe	Id.
36 Id.	6 ans	fém.	chorée antérieure	lent	»	conservés	intacte	récidive, souffle systol. à la pointe, 2 plaques de pelade au cuir chevelu.	Id.
37 Jacob.	7 ans	fém.	»	brusque	30 jours	»	»	»	Id.
38 Gowers.	14 ans	fém.							monoplégie brachiale gauche
39 Gowers.	9 ans	fém.		gradué	1 mois				monoplégie brachiale gauche
Paralysies postchoréiques.									
40 Charcot.	12 ans	fém.	chorée	»	»	»	»	endocardite	paralysie généralisée
41 Renaut.	7 ans 1/2	fém.	chorée	»	1 mois	»	»	»	paraplégie
42 Bouchaud.	10 ans 1/2	fém.	chorée, rhumatisme	lent	2 mois	exagérés	intacte	souffle systolique surtout à la base	Id.
43 Id.	3 ans 1/2	fém.	chorée, rhumatisme	brusque	»	affaiblis	intacte	souffle systolique à la pointe	Id.
44 Gye.	9 ans	fém.			12 mois	»	»	»	paralysie généralisée
45 Eichhorst.	»	j. fille	chorée	»	»	»	»	»	»

www.ingramcontent.com/pod-product-compliance
Ingram Content Group UK Ltd.
Pitfield, Milton Keynes, MK11 3LW, UK
UKHW020240220726
13923UKWH00002B/765

9 782019 169824